Enck, Frieling und Schemann

Darm an Hirn!

Paul Enck, Thomas Frieling, Michael Schemann

Darm an Hirn!

Der geheime Dialog unserer beiden Nervenzentren und sein Einfluss auf unser Leben

unter Mitarbeit von Petra Thorbrietz

HERDER

FREIBURG · BASEL · WIEN

MIX
Papier aus verantwortungsvollen Quellen
FSC® C083411
www.fsc.org

www.herder.de

Umschlaggestaltung: Agentur IDee
Umschlagmotiv: © cube29_bus109, Shutterstock
Abbildung 3: © Michael Schemann und Paul Enck
Abbildung 6: © Simon Brookes
Abbildung 10: © Thomas Frieling
Alle restlichen Abbildungen: © Michael Schemann

Satz: Carsten Klein, München
Herstellung: CPI books GmbH, Leck

Printed in Germany

ISBN: 978-3-451-60015-9

Inhalt

Intro

Dass wir zwei Hirnhälften mit unterschiedlichen Aufgaben besitzen, das weiß jeder. Aber dass wir auch zwei Gehirne in uns tragen, ist den wenigsten Menschen bewusst. Zwar reden alle von Bauchgefühl, doch WER da wirklich fühlt und WAS gefühlt wird, davon fehlt uns jede Vorstellung.

Wieso tragen wir ein zweites Gehirn in uns? Wobei es eigentlich das erste ist – denn die Entwicklungsgeschichte der Lebewesen fing mit der Verdauung an. Nahrung aufspüren und ihr folgen, sie zu fressen und auszuscheiden, wurde von einfachen Organismen von einem einzigen Nervengeflecht gesteuert. Später verleibten sich die ersten Tiere Bakterien als Helfer ein und erledigten die Verdauung in Symbiose. Und erst dann wurden die Aufgaben so kompliziert, dass das Leben einen Kopf brauchte und ein Gehirn.

Das Universum im Bauch lässt sich bis heute vom Gehirn nicht viel sagen – nur in richtigen Notfällen greift dieses ein und führt zum Beispiel zum Erbrechen. Hunger und Sattsein wird von beiden Zentralen in Kooperation gesteuert. Doch die tägliche Arbeit – das Analysieren, Weiterschieben, Ausbeuten und Verarbeiten der Nahrung – wird vom Bauchhirn ganz alleine erledigt. Bei dieser wichtigen Tätigkeit würde der Kopf nur stören.

Auf dem langen Weg vom Mund bis zum After kann es aber zu vielen Kommunikationsproblemen kommen. Manche davon sind lebensbedrohlich, andere mindern »nur« die Lebensqualität, wie etwa Reizdarm oder Reizmagen, die in Deutschland, Österreich und der Schweiz Millionen Menschen betreffen. Aufstoßen und Verstopfung, Durchfall, Blähungen und Krämpfe können alle Folge einer Nervenkrankheit im Bauchhirn sein.

Vielen Patienten kann erst dann geholfen werden, wenn sie einen spezialisierten Neurogastroenterologen aufsuchen, von denen es in Deutschland aber gerade mal eine Handvoll gibt.

Mehr Forschung ist auf diesem Gebiet dringend notwendig, denn immer noch sind viele Zusammenhänge unklar und neue, spannende Fragen tun sich auf: Welche Rolle spielt das Bakterien-Biotop im Dickdarm? Beeinflusst er unsere Nerven? Kann er uns mutig oder ängstlich machen, vielleicht auch depressiv? Welche Risiken birgt der Transfer von Stuhl? Können wir Nahrung zu Medizin machen?

Kann es sein, dass Nervenkrankheiten wie Parkinson nicht im Kopf, sondern im Darm entstehen und dann über den Vagusnerv ins Gehirn eindringen? Werden wir irgendwann eigene Nervenzellen aus dem Bauch umwandeln und damit Krankheiten im Kopf heilen können?

Die Autoren des Buches fasziniert das Bauchhirn seit mehr als drei Jahrzehnten, und sie sind die führenden Experten in der Neurogastroenterologie. Die drei haben das Fach von der Pike auf erkundet – im Selbstversuch, mit verschluckten Mozartkugeln als Sonden oder auch dem Finger im Po. Ihr Ziel ist, die Medizin wachzurütteln und den Blick stärker auf das zweite Gehirn in unserem Körper zu lenken, seine Fehlfunktionen, aber auch sein Potenzial.

Die Verdauung, so wichtig sie ist, ist ein schambesetztes Thema. Die junge Medizinerin Giulia Enders hat mit vielen Tabus gebrochen und den Darm samt Inhalt mit Charme salonfähig gemacht. Das Buch »Darm an Hirn« will dieses neu geweckte Interesse nutzen, um den aktuellen Forschungsstand nachzuliefern und aufzuzeigen, wohin der Weg führen kann. In wissenschaftlicher Tiefe, aber für Laien verständlich erzählen drei Professoren, warum das Bauchhirn nie aufgehört hat, sie zu faszinieren.

Zwerge auf den Schultern von Riesen

Auch wenn man klein ist, kann man weit blicken – dann nämlich, wenn man sich auf die Schultern von Riesen setzt. Dieses uralte Bild, das der Soziologe Robert Merton als Gleichnis für den Fortschritt in der Wissenschaft verwendete, hat auch uns inspiriert – denn auch wir haben die Welt nicht erfunden, sondern reiten als Zwerge auf den breiten Schultern des Wissens, das viele, viele Forscher vor uns erworben haben.

In unserem Fall klettern wir nicht nur auf die Schultern von Anatomen und Physiologen des 19. und 20. Jahrhunderts, die sich mit den Geheimnissen des Bauches befasst haben – wie Leopold Auerbach, James Newport Langley oder Jackie D. Wood. Ab und an setzen wir uns sogar gegenseitig auf die Schultern, um aus unterschiedlichen Perspektiven mehr Weitblick zu haben: Wir, das sind Paul Enck, Psychologe und Psychosomatik-Experte an der Universität Tübingen, Thomas Frieling, klinischer Neurogastroenterologe und Chefarzt an den Helios-Kliniken Krefeld, sowie Michael Schemann, Humanbiologe an der Technischen Universität München.

Ein Dreier-Team von Experten unterschiedlicher Richtungen ist eine eher ungewöhnliche Autoren-Konstellation für ein Buch. Doch hier geht es nicht nur um Wissenschaft, die häufig im Team vorangetrieben wird, sondern auch darum, Lesern aus ganz anderen Bereichen ein spannendes Kapitel Wissenschaftsgeschichte und auch aktueller Forschung nahezubringen. Es hat uns sehr viel Spaß gemacht, gemeinsam dieses Buch zu schreiben, denn seit den 35 Jahren, die wir uns kennen, haben wir stets von den unterschiedlichen Blickwinkeln profitiert, die uns unsere Fachdisziplinen mitgegeben haben. Wir haben dabei auch nie aufgehört, über Themen zu streiten – in aller Freundschaft. So hat es auch bei den Arbeitstreffen zu diesem Buch heftige Debatten gegeben über Fragen, die wir eigentlich schon längst beantwortet glaubten. Wie soll das gehen – haben wir uns gefragt: Werden die Leser nicht enttäuscht sein, wenn sie erfahren, dass es auf viele Fragen keine einfachen Antworten gibt? Doch das ist ja gerade das Spannende an dem »Bauchhirn«, wie das enterische Nervensystem in unserer Leibesmitte gerne populär genannt wird, dass es immer noch so vieles zu entdecken gibt. Das, was sich in unserem Bauch abspielt, hat so viele Facetten, dass es noch viele Zwerge nach uns beschäftigen wird.

Wir laden Sie deshalb ein, uns auf eine Forschungsreise zu begleiten, auf eine Expedition tief in das Innere unserer Existenz und eine Reportage in die Hinterzimmer der Wissenschaft, in die Labore, wo in Petrischalen winzige zuckende Fragmente von Darmgewebe liegen und darauf warten, entschlüsselt zu werden.

1. Little Brain – Big Brain

»Pupsforschung« – das war noch das Mildeste an Geringschätzigkeit, das wir von unseren Kollegen zu hören bekamen, als wir vor rund 35 Jahren begannen, uns für den Darm zu interessieren. Besser gesagt für das Nervengeflecht, das sich in seiner Wand befindet und das damals »terra incognita« war, wissenschaftliches Neuland und unbekannter als der letzte Winkel des Amazonas. Von einem »zweiten Gehirn« im Bauch war noch lange nicht die Rede, und der »Darm mit Charme« der jungen Science-Slam-Autorin Giulia Enders war noch kein Welterfolg, als wir uns aufmachten, eine Region zu erkunden, die in vielen Heilkunden als Zentrum des Körpers gilt – den Verdauungstrakt.

Der unappetitlich anmutende Schlauch schien damals vielen unserer Kollegen wenig geeignet, um wissenschaftlichen Ruhm zu erlangen. Einer der Ersten, die den Darm systematisch untersuchten, war der Schweizer Stadtarzt Johann Jakob Wepfer (1620–1695). Doch erst ab dem 19. Jahrhundert gingen einige Pioniere wie der britische Chirurg Baron Joseph Lister (1827–1912) der Ursache auf den Grund, indem sie den Bauchraum genauer untersuchten. Dort fanden sie ausgedehnte Nervengeflechte – wie die Breslauer Anatomen Georg Meissner (1829–1905) und Leopold Auerbach (1828–1897) beim Zerlegen eines Stückchen Darms. Seither sind die beiden Hauptteile des enterischen Nervensystems (enteron = griech. Darm), der Meissner- bzw. Auerbach-Plexus, nach ihnen benannt.

Doch trotz dieser spannenden Entdeckung blieb die Darmforschung lange auf die Frage beschränkt, wie das, was man oben in den Verdauungstrakt hineinsteckte, weitertransportiert wurde und unten wieder herauskam.

Erst nach und nach wurde deutlich, dass diese eher physikalische Fragestellung nur ein Teil eines komplexen und komplizierten Schaltwerks war, das zu großen Teilen autonom und unabhängig vom Gehirn funktionierte und viele lebenswichtige Funktionen erfüllte. So führte die anfangs dominante Motilitäts-, also Bewegungsforschung auf die Spur eines faszinierenden Universums, das heute zu einem der spannendsten Forschungsgegenstände der Medizin gehört, weil es noch ganz andere Bereiche als die Verdauung berührt – nämlich Immunologie, Genetik, Psychologie und Neurologie.

Damals jedoch brauchte es schon Pioniergeist, um sich des Darms anzunehmen. Wir zählen uns deshalb nicht ohne Stolz zu den »Vätern« dieser Forschungsrichtung – schließlich haben wir damals, als Forschungsfrischlinge, eine Gruppe »junger Wilder« um uns geschart, die ähnlich wie wir keine Scheu vor diesem abseitig anmutenden Thema hatten. 1989 gründeten wir »Little Brain Big Brain« (LBBB), eine Vereinigung junger Forscher, die alle an den vielen Rätseln knobelten, die sich rund um die Verdauung und das Nervengeflecht des Darms stellten. Aus den Kongressen, die wir alle zwei Jahre international veranstalteten (und die bis heute stattfinden), schälte sich eine Gruppe von Begeisterten heraus, von denen heute noch viele das Fach bevölkern, das nach einer langen Anlaufzeit erst jetzt Renommee erlangt. Denn es stellt sich heraus, dass dieses ganz neue Einblicke in den Körper erlaubt: die Neurogastroenterologie.

Bauch-Biografien

Uns selbst hat dieses Thema nie losgelassen. Unsere unterschiedlichen Arbeitsschwerpunkte haben unsere Neugierde eher befruchtet als behindert, denn die Neurogastroenterologie – die Wissenschaft von der nervlichen Kontrolle der Magen-Darm-Funktionen durch das enterische wie das zentrale Nervensystem – ist ein interdisziplinäres Querschnittsfach, das macht es ja gerade so spannend. Entsprechend unterschiedlich sind auch unsere Biografien: Michael Schemann zum Beispiel wollte im baden-württembergischen Hohenheim Medizin studieren, wo man in Kombination mit der Agrarbiologie dem Numerus Clausus entkommen konnte. Dort begegnete er damals bereits der Welt der Bakterien, die in der Landwirtschaf – aber auch im Darm – eine große Rolle spielen. Bevor er jedoch Arzt werden konnte, gab die Universität den Medizinstudiengang auf – gut, dass Michael längst eine Leidenschaft für die Humanbiologie entwickelt hatte. Zu seinem wichtigsten Lehrer wurde Hans Jörg Ehrlein, ein Tierphysiologe und der erste Wissenschaftler, der computerbasierte Auswertungen von Darmbewegungen machte. Am Verdauungstrakt von Hunden studierten die beiden, wie schnell sich deren Magen entleerte.

Eigentlich träumte Michael davon, sich einen Arbeitsplatz in der Schweiz und eine Wohnung am Lago Maggiore zu suchen. Aber sein jugendlicher Hedonismus wurde rasch von der Neugier besiegt, die das neue Forschungsgebiet in ihm weckte. Nach der Promotion wurde sein Post-Doc-Antrag bei der Deutschen Forschungsgemeinschaft genehmigt, und schon fand sich Michael in den USA wieder, wo wichtige Pioniere auf dem Gebiet der Neurogastroenterologie tätig waren.

Nach Aufenthalten an der Ohio State bei Jackie Dale Wood und an der Columbia University bei Michael Gershon kam Michael mit einem Heisenberg-Stipendium nach Deutschland zurück. Nach einigen Jahren Grundlagenforschung am Max-Planck-Institut für physiologische und klinische Forschung in Bad Nauheim und an der Tierärztlichen Hochschule Hannover wollte er schließlich wieder den Bogen zurück zur Medizin schlagen und die Ergebnisse seiner Forschung für Patienten fruchtbar machen. Seit 2002 ist Michael deshalb Ordinarius für Humanbiologie an der Technischen Universität München und hat sein Labor in Weihenstephan, einem international anerkannten Zentrum für »Life Science«.

Thomas Frielings Karriere als Neurogastroenterologe begann mit Wagemut und Mozartkugeln. Bereits vor seiner abschließenden ärztlichen Prüfung hatte er in der Neurologie an der Uniklinik Düsseldorf Methoden gelernt, wie man »evozierte Potenziale« erzeug – also Nerven außerhalb des Gehirns so stimuliert, dass man eine Antwort darauf als Hirnströme messen kann. Das wollte er jetzt auch in der Gastroenterologie anwenden, wo eigentlich nicht wirklich klar war, was zwischen Nahrungsaufnahme und -ausscheidung passierte, wie die Dynamik des großen Verdauungsorgans zustande kam.

Das aber hielten Neurologen damals für unmöglich. Nervenreize nämlich, die vom Gehirn registriert werden, laufen mit einer Geschwindigkeit von 100 Metern pro Sekunde (das sind 360 km/h!) durch den Körper. Im Darm jedoch sind sie tausendmal langsamer, denn allzu hektische Reaktionen tun dem Verdauungssystem nicht gut. Überhaupt interessierten die Neurologen sich damals nur für »richtige« nervliche Vorgänge, am besten von den höheren Zentren des Bewusstseins ausgehend. Schon entwicklungsgeschichtlich ältere und einfachere Teile des Gehirns wie etwa der Hirnstamm oder selbst das Rückenmark waren keine beliebten Forschungsgegenstände, geschweige denn so etwas scheinbar Primitives wie das Nervengeflecht im Bauch.

Ähnlich einseitig orientiert war damals auch die Gastroenterologie, die Magen-Darm-Kunde. 90 Prozent ihrer Inhalte wurden von Hepatologen, den Leberexperten, abgedeckt, den Rest übernahm die Endoskopie. Das sensorische Nervensystem war schlicht kein Thema. Thomas ließ das keine Ruhe, auch seinem Kollegen Paul Enck nicht, damals junger medizinischer Psychologe und gerade aus den USA von einem Forschungsaufenthalt zurückgekommen, wo die Horizonte der Wissenschaft weiter gespannt waren als in Deutschland.

Pauls Interesse am Magen-Darm-Trakt war schon als Student in Hannover geweckt worden, durch die Visiten in der Klinik. Er lernte zum Beispiel eine jüngere Patientin kennen, die jedes Mal, wenn ihre Mutter das Zimmer betrat, sofort erbrach. Sie war dünn, ja, aber nicht essgestört – doch immer, wenn sie eine Mahlzeit zu sich nehmen wollte, bekam sie schmerzhaften Durchfall. Deshalb begann sie verständlicherweise, Nahrung zu vermeiden. Man hielt sie für psychisch krank und behandelte sie wie eine Essgestörte. Paul jedoch fragte sich, ob da nicht doch neben dem psychischen Reiz, den die Mutter darstellte, auch noch etwas Physiologisches im Darm vorliegen könnte. Das aber interessierte damals im Ärzteteam niemanden. Heute würde man den Darmbeschwerden auch psychisch Kranker mehr Aufmerksamkeit schenken.

Schokokugeln als Sonden

Dieser Vorfall hatte Pauls Unzufriedenheit mit der Psychosomatik geschürt, wie sie in der Universitätsmedizin praktiziert wurde. Sollten die Psychologen nur ihren Theorien nachgehen, die Neurologen nur lachen – Thomas und er wollten selbst herausfinden, was Sache war. Das waren ganz einfache Versuche mit geringen technischen Mitteln und Versuchsanordnungen, die man heute durch keine Ethikkommission mehr bekommen würde. Thomas hatte damit angefangen, zuhause Bindfäden in Schokolade-Kugeln zu versenken und diese dann zu schlucken – seine Frau verließ bei diesen Selbstversuchen immer entnervt das Haus und ging spazieren, weil sie Angst hatte, Zeugin seines Erstickungstodes werden zu müssen …

Aber Wissensdurst verlangt eben nach Opfermut, und nach den ersten erfolglosen Versuchen mit Bindfäden und Schokolade fanden Thomas und Paul dann auch heraus, wie sie Sonden mit Elektroden versehen mussten, um Potenziale abzuleiten. Und es funktionierte! Auch in der Speiseröhre und im Enddarm. Als sie die Ergebnisse ihrer Versuche publizierten, erregte das international einiges Aufsehen, und Don Castell, der »Papst« der Speiseröhren-Forschung in den USA, übernahm die Methode.

Als Nächstes wurden mechanische Pumpen zur rhythmischen Dehnung des Darms per Ballon konstruiert. Die beiden Geheimniskrämer schlossen sich zu ihren wagemutigen Selbstversuchen nachts und ohne Zeugen im Labor ein, um ihr Gerät an sich selbst zu testen. Paul zum Beispiel hat einmal im Labor auf einer Liege übernachtet, weil er herausfinden wollte, ob er eine Sonde ohne die Hilfe eines Endoskops über den Magen in den Dünndarm bringen könnte. Also schluckte er ein kleines Gewicht aus Metall und schob die unten beschwerte Sonde alle paar Minuten etwas weiter in seinen Körper, bis er einschlief. Am nächsten Morgen, bei der Röntgenkontrolle, gab es dann große Aufregung, denn die Aufnahme zeigte, dass sich die Sonde so in seinem Magen verwickelt hatte, dass sie sich weder hinauf- noch hinunterbewegen ließ. »Jetzt müssen wir operieren«, sagte der Radiologe entsetzt, doch mit viel Geduld und Drehen und Wenden des Probanden Paul gelang es dann doch, den wissenschaftlichen Fremdkörper in seinem Magen zu entwirren und durch die Speiseröhre wieder herauszuziehen.

Auch Michael Schemann, damals im Team von Jack Wood an der Ohio State University, kam im Übrigen am Sondenschlucken im Selbstversuch nicht vorbei, erst recht, als Thomas Frieling als wissenschaftlicher Partner in sein Labor einzog und es später auch übernahm – neben dessen Motorrad.

In gewisser Weise waren die Anfänge der Neurogastroenterologie also eine »Easy Rider«-Bewegung. Wir waren Grenzgänger, die es sich mit allen Mainstream-Domänen der Medizin verdorben hatten, weil wir es wagten, Blicke über den Zaun zu werfen. Das war und ist riskant, denn in den ordentlich aufgeteilten Terrains der Medizin bleibt eigentlich kein Raum für Niemandsland. Und selten genug Geld. Wir hatten das Glück, dass die Deutsche Forschungsgemeinschaft mehrfach unsere Forschungsanträge unterstützte. Und wir hatten den Mut, mit »Little Brain Big Brain« ganz konsequent auf den wissenschaftlichen Nachwuchs der Gastroenterologie zu setzen – und an den Altvorderen vorbeizuziehen, die jeweils auf ihre Spezialgebiete fixiert waren.

Heute ist das Nervengeflecht im Bauch für viele Disziplinen interessant geworden – etwa die Mikrobiologie, die Neuroimmunologie sowie die Ernährungs- und Umweltmedizin. Nur die Neurologie, das muss hier kritisch angemerkt werden, tut unerklärte Symptome von Patienten im Fachjargon immer noch als »Kribbelkrabbel« ab – nur weil sie es selbst noch nicht geschafft hat, Erklärungen zu finden. Gleichzeitig wird sie schmerzhaft darauf gestoßen, dass gravierende neurologische Erkrankungen der alternden Gesellschaft, wie zum Beispiel Parkinson, ihren Ursprung vielleicht gar nicht im Kopf, sondern im Bauch haben (siehe Seite 166). Und: Noch immer gibt es in Deutschland keinen klinischen Lehrstuhl für Neurogastroenterologie, obwohl es wichtig wäre, dieses so spannende und wichtige Gebiet in Forschung und Lehre voranzutreiben.

Nervöse Darmerkrankungen

Bauchschmerzen und veränderte Stuhlgewohnheiten, die länger als drei Monate anhalten, gelten nach momentanem Wissensstand als Kriterien für eine Reizdarm-Diagnostik (RDS). Dieses Syndrom (so bezeichnet man eine Summe von Symptomen, denen man keine eindeutige Krankheitsursache zuordnen kann) betrifft häufiger Frauen und tritt oft gemeinsam mit anderen körperlichen und seelischen Störungen auf. Das Reizdarmsyndrom ist in etwa so häufig wie Bluthochdruck und kommt in der Bevölkerung dreimal häufiger vor als Diabetes. Es schränkt die Lebensqualität stark ein. Das Reizdarmsyndrom verursacht, so das Leitlinienkomitee der Arbeitsgemeinschaft wissenschaftlich-medizinischer Fachgesellschaften, »erhebliche direkte (Arztbesuche, Medikamente, Diagnostik, Krankenhausaufenthalte, Begleiterkrankungen) und indirekte Kosten (insbesondere Arbeitsausfälle und verminderte Produktivität während der Arbeit).« Sie sind in der Höhe vergleichbar mit den Kosten zur Behandlung des Bluthochdrucks und doppelt so hoch wie die Kosten durch Asthma oder Migräne.

Ein Drittel bis die Hälfte der Menschen mit anhaltenden oder wiederkehrenden Bauchschmerzen suchen deshalb einen Spezialisten auf. Bei einem Teil der Patienten können mit den gängigen klinischen Methoden organische Ursachen oder Funktionsstörungen nachgewiesen werden, bei etwa zwei Dritteln der Patienten gelingt das aber nicht. Bei ihnen bleibt die Ursache unklar – man nennt das dann eine »funktionelle Erkrankung«. Diagnostik und Therapie des Reizdarm-Syndroms sind schwierig und häufig erfolglos. Ängste, eine schwerwiegendere Krankheit zu übersehen, führen häufig zu einer Reihe von belastenden Ausschluss-Untersuchungen. Oft werden zudem Verlegenheitsdiagnosen gestellt.

Ähnlich unklar ist die Genese beim Reizmagen (funktionelle Dyspepsie) mit wiederkehrenden oder chronischen Schmerzen im Oberbauch, begleitet von Völlegefühl, Sodbrennen, Krämpfen oder Brechreiz, ohne dass mit klinischen Methoden eine körperliche Ursache gefunden werden kann. Häufig sind die Magen- bzw. Speiseröhren-Motorik verändert. Auch Stress kann – hier wie beim Reizdarm – als Trigger eine Rolle spielen. 15 Prozent der Bevölkerung sind von funktioneller Dyspepsie betroffen.

Mehr als zehn Prozent der Bevölkerung haben Probleme mit chronischer Verstopfung. Daran können neben vielen anderen Faktoren wie Medikamenten oder Absorptions-/Resorptionsstörungen auch Bewegungseinschränkungen des Darms schuld sein (siehe Seite 113f). Als »normaler« Stuhlgang gilt eine Frequenz von minimal alle drei Tage, wobei dem individuellen Verstopfungsgefühl und der Konsistenz inzwischen eine größere Bedeutung beigemessen werden als der Häufigkeit.

Erst kommt das Fressen ...

»Erst kommt das Fressen, dann die Moral«, hatte Bert Brecht in seiner »Dreigroschenoper« gedichtet – der perfekte Einstieg für ein Buch über das Nervengeflecht in unserem Bauch. Das Zitat verweist darauf, dass der Darm lange Zeit in der Entwicklungsgeschichte wichtiger war als der Kopf. Die Fähigkeit, Energie aus der Nahrung zu gewinnen, trieb die Evolution voran und schuf den Kreislauf des Fressens und Gefressenwerdens, der irgendwann auch zur Entwicklung des Gehirns führte. Nicht ohne Grund gibt es im Englischen für den Begriff »Mumm haben« die Redewendung »to have guts«, denn es war der Verdauungsapparat, der über evolutionäre Vorteile entschied – und darüber, wer wen fraß.

Die allerersten Lebewesen allerdings hatten noch keinen Mund und keinen Magen. Es waren Mikroorganismen, die ihre Zellhaut öffneten und einander verschlangen. Vor rund 575 Millionen Jahren entstanden dann mit den Ediacara-Lebewesen die ersten komplexeren Mehrzeller. Wie große Farne standen sie auf dem Meeresgrund, andere lagen als flache Scheiben im Sediment – im Dunkel und in über tausend Meter Tiefe. Diese Tiere, von denen man lange nicht wusste, ob man sie zu den Pflanzen zählen sollte oder nicht, konnten sich noch nicht bewegen, aber sie nahmen Nährstoffe aus dem Wasser auf. Nach 30 Millionen Jahren verschwanden sie plötzlich – vermutlich verzehrt von Konkurrenten, die den ersten Verdauungsapparat besaßen. Man nimmt an, dass diese ähnlich aussahen wie Quallen heute – also beweglich waren und einen Sack besaßen, der Mund und After gleichzeitig war.

Die Kambrische Explosion brachte eine Art Rüstungswettbewerb zwischen den Lebewesen in Gang, die in immer größerer Vielzahl entstanden – mit Mündern und Zähnen, Fortbewegungs- und Verdauungsapparaten. Und den ersten bekannten Symbiosen: So fanden Forscher in großer Tiefe archaische Meereswürmer, die dort von Walknochen lebten. Sie verfügten zwar nicht über einen Verdauungstrakt, doch zwischen den roten Würmern, die den Skeletten wie ein Fell anhafteten, fanden sich Bakterien, deren Enzyme wie ein Verdauungsapparat die Knochen auflösten und ihre Nährstoffe den Würmern zugänglich machten.

Mit der Entwicklung neuer Tierarten fanden viele Einzeller einen neuen Lebensraum – nämlich im Inneren der Körper anderer Lebewesen. Heute sind Bakterien ein ganz zentraler Bestandteil des Verdauungssystems bei fast allen Tieren und natürlich auch beim Menschen, doch darauf werden wir später noch kommen (siehe Seite 149). Wichtig ist hier nur zu erwähnen, dass die Weiterentwicklung des Verdauungsapparates zu Mägen und Därmen eine immer effizientere Nutzung der Nahrung gewährleistete. Das ermöglichte auch, dass –irgendwann vor 375 Millionen Jahren – die ersten Tiere an Land kamen und lernten, von Blättern und Gras zu leben, während sie selbst zur Beute einer neuen Gattung von Fleischfressern wurden.

Die Differenzierung der Arten wurde von der Differenzierung des Verdauungsapparates begleitet, ja durch sie erst möglich gemacht. Der Magen entwickelte sich, bei Wiederkäuern sogar mehrere Mägen. Der Darm wuchs – beim Pottwal wurde er sogar über 150 Meter lang. Die Chemie der Verdauung wurde immer raffinierter – durch Galle, Bauchspeicheldrüse und Leber. Sie prägte das Verhalten von Primaten (siehe Seite 90). Bei den Menschen war es vermutlich die Beherrschung des Feuers, welche vor rund 1,8 Millionen Jahren die Nahrungsaufnahme so optimierte, dass wir aus der überschüssigen Energie ein viel größeres Gehirn und den Sitz des Bewusstseins aufbauen konnten. Eine Schaltzentrale, die so komplex und vielseitig ist, dass sie vergessen ließ, dass die ersten zentralen Steuermechanismen nicht im Kopf, sondern im Bauch lagen. Schon die einfachsten Lebewesen nämlich, wie zum Beispiel der uralte Süßwasserpolyp, besitzen Nervenzellen, die sich auf die Steuerung der Verdauung spezialisiert haben. Bei höheren Tieren und dem Menschen haben diese sich zu einem Netzwerk von 400 bis 600 Millionen Nervenzellen im Magen-Darm-Trakt entwickelt, das über die Darm-Hirn-Achse mit dem Kopf verbunden ist. Das ist das enterische Nervensystem, das Bauchhirn (Bild 1).

Von lecker zu bäh!

Meistens fassungslos stehen die Betrachter vor einem Kunstwerk, das der belgische Künstler Wim Delvoye im Jahr 2000 geschaffen hat und das seither in immer neuen Varianten auf Tournee durch verschiedene Länder geht. Der Konzeptkünstler hat sechs große Glascontainer verkabelt, mit Röhren und Pumpen versehen – und mit Einfüllzapfen für Wasser, Säure und enzymatische Flüssigkeiten. Über eine Treppe kann »Cloaca«, so heißt die Installation, von oben mit den unterschiedlichsten Speisen (häufig sind es Restaurantabfälle) gefüttert werden. Doch nachdem diese in dem ersten Glasballon verschwunden sind, kann man Pizza und Kuchen, Räucherfisch und Schokolade bald nicht mehr voneinander unterscheiden. Stattdessen verwandeln sich die Nahrungsmittel in schäumende, gelb-weißliche Flüssigkeiten, was beim Besuch einer Schulklasse ein kleines Mädchen in Tränen ausbrechen ließ. Am Schluss spuckt die Maschine dann warm-braune nasse Haufen aus, die sich nicht von den eigenen zuhause unterscheiden lassen. Nur der Geruch wird von den Glaswänden des Containers zurückgehalten.

Wer das sieht, verliert zumindest kurzfristig die Lust am Essen – »Cloaca« zeigt auf drastische Weise, dass der ganze Aufwand der raffinierten Kombination von Speisen sich in null Komma nix in pure Chemie auflöst. Das beginnt schon im Mund, wo Ptyalin, ein Verdauungsenzym, das im Speichel enthalten ist, den Kuchen oder das Brot, jedenfalls die Kohlenhydrate in Zuckerketten zerlegt.

Der Magen wird als Allerersten durch die Sinnesorgane, durch den Blick auf die leckeren Speisen und durch den verführerischen Geruch stimuliert. In dieser »kephalen Phase« wird ein Teil der Darm-Hirn-Achse stimuliert. Manchmal reichen auch nur die Gedanken an leckeres Essen, damit einem das Wasser im Mund zusammenläuft. Gleichzeitig bereitet der Kopf den Bauch auf die Aufgaben der Verdauung vor: ein Beispiel für das perfekte Zusammenspiel der beiden Nervensysteme, auf das wir im weiteren Verlauf noch häufig zu sprechen kommen.

Beim Essen folgt die »gastrische Phase«: Jeder Bissen dehnt die Magenwand, und Temperatur des Essens sowie Eiweiße und Gewürze wirken wie chemische Stimulanzien auf ihn. Der Magen funktioniert also wie eine riesige Retorte. Er enthält, wie auch die »Cloaca« zeigt, eine gelb-grünliche Flüssigkeit aus Wasser, Salzsäure und dem Enzym Pepsin, das Eiweiß spalten kann. Die Nahrung bleibt durchschnittlich zwei Stunden im Magen. Ist sie besonders fettreich, also schwer verdaulich, dauert es länger. Was bei der »Cloaca« riesige, zimmerfüllende Pumpsysteme übernehmen müssen, steuert in der Natur allerdings ein sehr filigranes Netzwerk von Nerven.

Durch dünn und dick

Jetzt geht es in den Darm! In dieser »intestinalen Phase« der Verdauung gelangt die Nahrung in den Zwölffingerdarm (Duodenum), den ersten Teil des Dünndarms. Er ist etwa 30 Zentimeter lang. Hier wird die Säure des Nahrungsbreis (Chymus) durch ein Sekret von Bicarbonat neutralisiert und mit Verdauungssäften der Bauchspeicheldrüse (Pankreas) und der Gallenblase verarbeitet. Die nächste Station im Dünndarm ist der Leerdarm (Jejunum), der in viele Schlingen gelegt und über ein Bindegewebsnetz an der rückseitigen Bauchwand fixiert ist. Im Leerdarm und dem darauf folgenden Krummdarm (Ileum) werden Enzyme zur Eiweiß-, Zucker- und Fettspaltung gebildet.

In den Zotten der Dünndarmwand wird also der größte Teil der Nahrung aufgeschlossen: Ihre Bestandteile werden von Transport-Proteinen durch die Darmwand in das Blut- und Lymphsystem geschleust. Das erfordert Energie. Das im Nahrungsbrei enthaltene Wasser wird über die Dünndarmschleimhaut aufgenommen. Im hinteren Teil des Dünndarms, dem Ileum, erfolgt die Wiederaufnahme der Gallensäuren, um den Pool in der Leber wieder aufzufüllen.

Erst jetzt kommen die Nahrungsreste in den etwa ein Meter langen Dickdarm (Colon). Er legt sich wie ein Rahmen um den viel längeren Dünndarm. Die beiden trennt eine Klappe (Bauhin-Klappe), die Rückfluss hemmen soll. Die Wand des Dickdarms wird mit muskulösen Bändern verstärkt, die ihn in einzelne Segmente schnüren. Hier wird dem Speisebrei Wasser entzogen – fast die gesamte Flüssigkeit wird recycelt und in den Organismus zurückgeführt: eine enorme Leistung (Bild 2)! Der Kot wird dabei eingedickt. Er wird mit Schleim überzogen, um ihn als Kot gut gleitfähig zu machen. Auch ohne Nahrungszufuhr produziert der Darm durch diesen Schleim und abgestoßene Darmzellen regelmäßig Stuhl.

Im Dickdarm leben mehrere hundert Bakterienarten, die einer aktuellen Revision früherer Schätzungen nach mehrere Billionen Einzeller ausmachen. Ihre Anzahl entspricht in etwa der Zahl all unserer Körperzellen. Sie wiegen rund 1,5 Kilogramm, der Stuhl besteht fast zur Hälfte nur aus Bakterien. Wie wichtig dieses Biotop in unserem Körper ist, das sogenannte Mikrobiom, davon später mehr (siehe Seite 149). Abgeschlossen wird der Dickdarm über einen drei bis vier Zentimeter langen After. Hier gibt es zwei Muskelschichten: Eine verschließt den Darm ohne bewusste Steuerung. Die andere erlaubt dem Gehirn, den Stuhlgang zu kontrollieren.

Zappeln im Labor

Vierzig Kilometer nordöstlich von München liegt die Stadt Freising mit ihrer imposanten Domkirche auf dem Hügel über der Altstadt, altehrwürdiger Bischofssitz und weit älter als die bayerische Landeshauptstadt. Auf dem Gelände eines ehemaligen Benediktinerklosters ist das Wissenschaftszentrum Weihenstephan der Technischen Universität München entstanden, die ihre Fakultäten für Ernährung, Landwirtschaft und Umwelt hierher ins Grüne ausgelagert hat.

In einem der neueren Gebäude befindet sich der Lehrstuhl für Humanbiologie von Michael Schemann. Auf zwei Stockwerke verteilt reihen sich Labore aneinander, das typische Gewirr von elektrischen Leitungen und Computerbildschirmen, Petrischalen, Pipetten und Präparaten zwischen Glasträgern, blubbernden Kolben und Mess-Aufbauten (Bild 3).

Und irgendwo, inmitten der vielen Technik, hängt ein Stückchen Meerschwein-Darm, durchzogen von einem hauchdünnen Nervengeflecht, so zart und klein, dass es mit bloßem Auge nicht zu sehen ist (Bild 4). Es hat Stunden gedauert, um dieses

Stückchen Darm zu präparieren, doch nun soll es mithilfe einer ultraschnellen Kamera in drei Millisekunden untersucht werden – denn länger hält die Entladung der Nervenzelle nicht an (Bild 5). Um diese überhaupt zum Feuern zu bekommen, wird das Gewebe leicht gedehnt – in etwa so, als passiere Nahrungsbrei den Darm. Und ja – die Nadel auf dem Bildschirm schlägt aus! Aus Höhe und Lage des Peaks lässt sich das elektrische Potenzial der Nervenzelle errechnen. Möglich war die Messung nur mit Hilfe von sündhaft teuren Präzisionskameras, die eigentlich aus der Astronomie und Militärforschung kommen.

Wofür so viel Aufwand für so wenig Wirkung? Je mehr man über den Darm lernt, desto mehr Fragen stellen sich – vor allem, wenn es um das komplexe Geflecht von Neuronen geht, das in zwei Schichten den Magen-Darm-Trakt durchzieht. Der englische Physiologe John Newport Langley (1852–1925), der unwillkürliche Körperfunktionen erforschte, hatte 1898 festgestellt, dass der Darm von einem autonomen Nervensystem gesteuert wurde, das weitgehend unabhängig vom Gehirn funktionieren konnte. Doch die Entschlüsselung der mechanischen Fähigkeiten des Verdauungstrakts, die von Nerven gesteuert werden, hat ganz grundlegende Fragen nicht beantwortet: Warum wird das nicht alles vom Kopf gesteuert? Wieso besitzt der Mensch zwei getrennte Nervenzentren?

Das Bauchhirn (Enterisches Nervensystem)

Das enterische Nervensystem (ENS) des Menschen enthält mit seinen 400 bis 600 Millionen Nervenzellen ähnlich viele Neuronen wie das Rückenmark und verfügt über sämtliche im Gehirn vorhandenen Botenstoffe. Das zweifache Geflecht aus Ganglien zieht sich entlang des gesamten

Verdauungsapparates von der Speiseröhre bis zum After. Wie ein Netzstrumpf legt sich der Plexus myentericus (Auerbachsche Plexus) zwischen die beiden äußeren Muskelschichten des Darms. Die anderen Netze, die zum Plexus submucosus (Meissnersche Plexus) gehören, liegen weiter im Inneren dicht unterhalb der Schleimhaut (Bild 6).

Das äußere Nervennetz steuert vor allem die Muskulatur des Darms, mit deren Hilfe die Nahrung durch den Körper transportiert wird. Das innere beeinflusst Funktionen der Darmschleimhaut wie die Ausschüttung von Verdauungssäften, Hormonen sowie die Aufnahme von Nährstoffen und Wasser. Ähnlich wie das zentrale Nervensystem besitzt das Bauchhirn Neurone für die Sinneswahrnehmung (etwa Dehnung, Druck oder chemische Reize), Interneurone zur Verschaltung und Motoneurone, die für die Aktivität der Zielzellen, wie Muskulatur, Schleimhaut, Blutgefäße oder Immunzellen, verantwortlich sind. Je nach Reiz werden mehrere fest installierte Programme (Reflexschaltkreise) ausgelöst (Bild 7 und 8).

Gemeinsam beeinflussen beide Plexus die Durchblutung des Darms und das Immunsystem – vier Fünftel seiner Zellen sind im Darm angesiedelt (damit ist er unser größtes Immunorgan). Sie sorgen dafür, dass alle Funktionen zeitlich aufeinander abgestimmt ablaufen. Dazu werden von bestimmten Nervenzellen über 25 verschiedene Transmittersubstanzen, die es auch im Gehirn gibt, synthetisiert.

Das Bauchhirn kann seine Reaktionen auf Reize unabhängig vom zentralen Nervensystem koordinieren, da es über eine eigene sensorische Verschaltung verfügt. Es enthält Hunderttausende sensorischer Nervenzellen, die sich gegenseitig aktivieren können und dann größere sensorische Einheiten mit unterschiedlichen Aufgaben bilden:

- **Mechanosensible Nerven** registrieren Wandspannung, intraluminalen Druck oder auch die Dehnung der Darmwand. Werden sie zusammengepresst oder gequetscht, kehren sie danach von sich aus wieder in ihren alten Modus zurück – sie »re-setten« sich. Werden sie hingegen gedehnt, wird das eins zu eins registriert, ohne dass eine spezielle Anpassung erfolgt. Für den Grad der Empfindsamkeit ist eine ausreichende Muskelspannung nötig.
- **Chemosensible Nerven** im Bauchhirn reagieren auf Nährstoffe, Osmolarität (die Anzahl osmotisch aktiver Teilchen in einer Lösung) und pH-Änderungen. Viele dieser Sensoren verarbeiten ebenso mechanische Reize. Als eine Art »Geschmacksknospen« im Darm reagieren darüber hinaus enteroendokrine Zellen in der Schleimhaut. Dazu gehören enterochromaffine Zellen, die Gewebshormone freisetzen, zum Beispiel Serotonin. Serotonin aktiviert dann Rezeptoren auf Nervenzellen des Bauchhirns.

Die Kommunikation zwischen den enterischen Nervenzellen wird durch Interneurone sichergestellt, die Milliarden von synaptischen Verbindungen im ENS aufrechterhalten. Sie verarbeiten Signale, die von anderen enterischen Nervenzellen oder auch vom Gehirn kommen, und entscheiden über die Aktivierung oder Hemmung der verschiedenen Reflexschaltkreise. Wie im Gehirn erlauben interneuronale Schaltkreise, dass eingehende und ausgehende Signale moduliert werden können.

Neben den klassischen Darmfunktionen wie Motilität und Transport beeinflussen Nerven in der Darmwand auch die Proliferation – Wachstum und Vermehrung – von Zellen. Das scheint auch das Wachstum von Tumoren zu fördern, denn wenn man die Darm-Hirn-Achse und damit diese

Funktionen unterbricht, hemmt das umgekehrt die Tumorentwicklung.

Wie das zentrale Nervensystem verfügt auch das enterische über das gesamte Repertoire von Aktivierung oder Hemmung, das über Synapsen vermittelt wird. Es nutzt eine Vielzahl an Botenstoffen (Neurotransmittern), in ähnlichem Umfang wie das Gehirn. Allerdings sind die Wirkungen der Botenstoffe und deren Rezeptoren zum Teil unterschiedlich. Zum Beispiel sind die Aminosäuren Glycin und Gamma-Aminobuttersäure im Gehirn klassische hemmende Botenstoffe, im Bauchhirn hingegen aktivieren sie. Außerdem kann die Wirkung der Botenstoffe auf Nerven eine andere sein als auf die Muskulatur oder Schleimhaut. So kann zum Beispiel Acetylcholin auch Motoneurone aktivieren, die Stickstoffmonoxid ausschütten und die Muskulatur entspannen. Darüber hinaus kann ein Botenstoff hemmende und aktivierende Funktionen haben. Das funktioniert nach dem Schlüssel-Schloss-Prinzip. Ein Schlüssel (Botenstoff) wie Serotonin kann in mehrere Schlösser (Rezeptoren) passen.

Nicht-neuronale Botenstoffe spielen im enterischen Nervensystem eine viel größere Rolle als im Gehirn, wo die Blut-Hirn-Schranke viele äußere Einflüsse fernhält. In der Darmwand haben aber viele Botenstoffe, zum Beispiel die von Immunzellen, Zugang zum Bauchhirn. Das Bauchhirn wird also bombardiert mit Botenstoffen, und es muss viele Informationen verarbeiten, um eine adäquate Antwort auf die vielen Reize zu finden.

Das sind die wichtigsten Botenstoffe (Neurotransmitter) im Bauchhirn:

- **Aktivierend:** Acetylcholin, Serotonin (über 5-HT3-, 5-HT4-, 5-HT1P-Rezeptoren), Substanz P, Adenosin-

triphosphat (ATP), Calcitonin Gene Related Peptide (CGRP), Glutamat, Gamma-Aminobuttersäure (GABA), Glycin, Vasoaktives Intestinales Peptid, Schwefelwasserstoff, Gastrin Releasing Peptid.
- **Hemmend:** Opioide und Endocannabinoide, Stickstoffmonoxid, Serotonin (über 5-HT7-Rezeptoren), Kohlenmonoxid, Dopamin, Neuropeptid Y, Peptid YY
- **Muskelaktivierend:** Acetylcholin, Substanz P
- **Muskelentspannend:** Adenosintriphosphat (ATP), Stickstoffmonoxid, Beta-Nicotinamidadenindinukleotid, Vasoaktives Intestinales Peptid, Opioide und Endocannabinoide Dopamin, Kohlenmonoxid, Noradrenalin
- **Sekretionsfördernd:** Acetylcholine, Vasoaktives Intestinales Peptid Stickstoffmonoxid, Substanz P
- **Sekretionshemmend:** Neuropeptid Y
- **Aktivierende nicht-neuronale Botenstoffe:** Corticoliberin (Corticotropin releasing factor, CRF), Acetylcholin, Bradykinin, Bombesin, Kurzkettige Fettsäuren, Glukose, Hormone wie Cholecystokinin, Gastrin, Leptin, Ghrelin, Orexin, Entzündungsmediatoren wie Histamin, Prostaglandine, Leukotriene, Interleukine, Tumornekrosefaktor (TNF-alpha), Proteasen
- **Hemmende nicht-neuronale Botenstoffe:** Adenosin, Glukagon-like-Peptides (GLP2)

Eigene Welt

Das Bauchhirn hat eine einzigartige Fähigkeit: Es kann seine Funktionen auch im isolierten Zustand – unabhängig von der Steuerung des Gehirns – aufrechterhalten, und zwar über mehrere Tage (Bild 7 und 8). Es ist eine eigene Welt (Bild 1): Seine Nerven sind auf den Verdauungstrakt begrenzt. Den

Kontakt zum Gehirn stellen andere Nervenstränge (vegetatives Nervensystem) her: der Parasympathikus (aktivierender Neurotransmitter ist das Acetylcholin) und der Sympathikus (hemmende Neurotransmitter sind Noradrenalin und Neuropeptid Y). Je nach Richtung des Informationsflusses sprechen wir von Darm-Hirn- oder Hirn-Darm-Achse. Die Zellkörper dieser Achsen befinden sich im Gehirn oder im Rückenmark und haben daher ihren Ursprung im zentralen Nervensystem.

Diese Achse wird im Wesentlichen von drei ebenbürtigen Nerven gebildet. Der wohl bekannteste ist der Vagus, der zum parasympathischen Nervensystem gehört und den oberen Verdauungstrakt bis zum Ileum und Anfangsteile des Dickdarms innerviert. Er verläuft vom Schädelinneren entlang der Speiseröhre in den Brustraum und versorgt auf dem Weg zum Verdauungstrakt auch das Herz und die Lunge. Der zweite parasympathische Nerv ist der Pelvicus, der den Dickdarm und das Rektum versorgt. Er hat seinen Ursprung im Kreuzteil der Wirbelsäule und innerviert ebenfalls Harnblase und Geschlechtsorgane. Der dritte Nerv ist der Splanchnicus, der Teil des sympathischen Nervensystems ist und aus dem Brust- und Lendenteil der Wirbelsäule kommt.

Analog zum Bauchhirn verlaufen auch in den sympathischen und parasympathischen Nervensträngen zwei verschiedene Fasern – motorische und sensorische. Die sensorischen Fasern leiten die Informationen vom Darm zum Gehirn. Diejenigen Sensoren, die mit dem Parasympathikus verlaufen, reagieren vor allem auf physiologische Stimuli wie zum Beispiel Füllung des Magens. Diejenigen, die mit dem Sympathikus ziehen, werden eher bei besonderen (pathologischen) Reizen aktiviert, zum Beispiel sind es Schmerzrezeptoren, die erst bei sehr starker Dehnung ansprechen.

Neunzig Prozent der beteiligten Fasern sind sensorisch. Nur zehn Prozent der Nerven sind motorisch, ziehen also vom Gehirn zum Darm (Hirn-Darm-Achse). Die motorischen Nerven verzweigen sich intensiv, sobald sie in die Darmwand eintreten. Auf diese Weise können Parasympathikus und Sympathikus einen doch erheblichen Einfluss auf die Darmaktivität haben, was sich zum Beispiel zeigt, wenn uns Stress »auf den Magen« schlägt.

Auch die sensorischen Fasern der Darm-Hirn-Achse bilden in der Darmwand Verzweigungen (Kollaterale), die in Kontakt mit enterischen Nervenzellen treten. Dies hat zwei Konsequenzen: Erstens werden Informationen, die zum Gehirn gesendet werden, parallel auch in der Darmwand verarbeitet. Umgekehrt hat das enterische Nervensystem auch Einfluss auf die Sensibilität der Darm-Hirn-Achse und kann die Signale zum Gehirn verstärken oder abschwächen.

Wichtig ist: Das Bauchhirn kontrolliert alle lebensnotwendigen Magen-Darm-Funktionen autonom (Bild 1). Gehirn und Rückenmark werden über die Darm-Hirn-Achse grob auf dem Laufenden gehalten, ohne dass sie unter normalen Bedingungen über Nerven der Hirn-Darm-Achse eingreifen.

Kein dicker Hals

Warum hat die Evolution ausgerechnet dem Darm so große Autonomie verliehen? Herz oder Lunge sind in viel stärkerem Ausmaß vom Gehirn abhängig, obwohl auch sie lebenswichtige Funktionen steuern. Das Gehirn kann die Herz- oder Atemfrequenz schnell verändern – beim Darm hat es viel weniger »zu sagen«. Ist das Nervensystem des Bauches, das entwicklungsgeschichtlich wohl das ältere ist, übriggeblieben, weil es sich bewährt hat? Wäre das Gehirn überhaupt imstande, die vielen Funktionen des Darms »fernzusteuern«? Zumindest bräuchten wir – um die vielen Informationen zu übertragen – einen »dickeren Hals« für die Nervenleitungen. Und natürlich ist auch der Platz im Gehirn, dessen Wachstum durch den aufrechten Gang des Menschen und seinen dadurch engen Geburtskanal beschränkt ist, knapp. Doch nicht nur beim Menschen, bei keinem einzigen anderen Lebewesen gibt es ein Verdauungszentrum im Kopf. Alle tragen es, soweit bekannt, im Bauch.

Des Rätsels Lösung kann nur in der Komplexität der Funktionen des Verdauungstraktes liegen, die ein eigenes »Gehirn« vor Ort erfordert (Bild 9). Sie sind noch lange nicht aufgeklärt. So stellen sich die Forscher am Lehrstuhl für Humanbiologie in Weihenstephan viele Fragen: Wie ist die genaue Struktur der Nervenzellen in den verschiedenen Gewebsschichten der Darmwand? Was passiert im Alter, wenn einzelne Neuronen absterben und nicht mehr ersetzt werden? Wer aktiviert wen in dem Verbund der unterschiedlichsten Zellen: Wirken zum Beispiel die Mastzellen, eine wichtige Gruppe von Abwehrzellen im Darm, auf die Nervenzellen oder ist es umgekehrt? Oder beides?

Die Aktivität des Nervengewebes zu messen ist gar nicht so einfach, es ist ein Such- und ein Geduldsspiel. Da es nicht leicht ist, das menschliche Darmgewebe zu untersuchen – Biopsien von Gesunden enthalten nur einen Teil des Bauchhirns –, müssen häufig Meerschweinchen als »Tiermodelle« dienen. Ihr Darm wandert dann ins Labor in die Petrischale und wird »durchsichtig«. Manche Nervenstrukturen reagieren mit verändertem Kalziumeinstrom, wenn sie erregt werden. Andere werden mit nervenspezifischen Farbstoffen oder speziellen Antikörpern sichtbar gemacht. Übereinander projiziert ergeben die Aufnahmen des Nervengeflechts im Darm dann ein Imperium von Kommunikationswegen, faszinierend in seiner Feingliedrigkeit und Vielfalt – und gleichzeitig so schön, dass der Sportwagenhersteller Ferrari einst bei Michael Schemann angefragt hatte, ob er nicht seinen Pavillon auf einem Autosalon damit schmücken könne – was aus technischen Gründen (zu geringe Auflösung der Bilder) nicht zustande kam (Bild 4 und 10).

Der Regenwurm im Bauch

Doch beginnen wir von vorn: Wann fing das an mit der Erforschung des Nervensystems im Darm? Zunächst wollte man herausfinden, wie die Nahrung vom Mund bis zum After gelangte – im Fokus des Interesses stand also die »Motilität«, die Beweglichkeit des Verdauungsapparats. Im 19. Jahrhundert zeigten die Londoner Physiologen Sir William Maddock Bayliss (1860–1924) und sein Schwager Ernest Henry Starling (1866–1927) etwas ganz Wichtiges: Der Darm hat eine eingebaute Richtung, die sich nicht verändern lässt. Diese Bewegungsreflexe zeigt er auch, wenn er vom Körper getrennt ist. Der Befehl zum Weitertransport, erkannten die Forscher, schien also nicht vom Kopf auszugehen (Bild 7).

Starling konnte stattdessen demonstrieren, dass Nahrung im Darm Nervensignale auslöste – sie brachten den einen Teil der Muskeln zum Kontrahieren und den anderen zum Entspannen. Damit war die Peristaltik (griech.: peri = »herum«, stellein = »in Gang bringen«) entdeckt, das koordinierte Bewegungsmuster des Verdauungstraktes. Damit beschäftigte sich auch der Jenenser Mediziner Carl Lüderitz Ende des 19. Jahrhunderts; seine Forschungsleistungen gerieten in der Medizingeschichte jedoch in Vergessenheit. Nicht so die von Friedrich Trendelenburg (1844–1924), Leibarzt des letzten sächsischen

Königs Friedrich August III. Er fand heraus, was den Impuls zur Fortbewegung gab: die Dehnung der Darmwand (Bild 8).

Legt man den Darm von Mäusen oder Ratten in eine Petrischale mit einer Nährlösung, so führt er auch ohne den restlichen Körper seine Arbeit fort. Das »rockt«, wie Michael Schemann in seinen Vorlesungen den Studenten mit heißer Musik unterlegt in einem Videoclip demonstriert. Mit jedem Zucken werden die kleinen Köttel, die einmal zu einem Meerschweinchen gehört haben, weitergeschoben – immer in dieselbe Richtung, zum Ausgang hin. Der isolierte Darm schnürt sich rhythmisch ringförmig ein, um den Darminhalt weiterzutransportieren (Bild 7).

Die Peristaltik bestimmt die Tätigkeit des gesamten Verdauungstrakts – von der Speiseröhre über Magen und Darm bis hin zum Anus. Zahllose aufeinanderfolgende Schaltkreise aus Nerven und Muskeln organisieren den Weitertransport der Nahrung. Das Bewegungsprinzip ist ganz ähnlich wie das von Regenwürmern, die ihre Muskeln wellenförmig zusammenziehen und entspannen – nur, dass sich hier nicht der Darm bewegt, sondern sein Inhalt.

Wenn der Darm dabei gedehnt wird, zieht sich der Muskel oberhalb der Kontaktstelle zusammen und dehnt sich unterhalb aus. Das schiebt die Nahrung voran. Die Wellen, die dabei entstehen, nehmen wir jedoch nicht wahr (Bild 8).

Peristaltischer Reflex

Auf dem Weg der Nahrung durch den Körper werden kontinuierlich Schleimhautzellen mechanisch stimuliert. Diese enterochromaffinen Zellen schütten daraufhin den Botenstoff Serotonin aus, was die Aktivierung der peristaltischen

Schaltkreise unterstützt. Auf diese Weise bewirken auch Reize im Darminneren (luminal) das Zusammenziehen und das Entspannen der Darmmuskulatur (peristaltischer Reflex).

Der Darm besteht aus zwei verschiedenen Muskelschichten, einer ringförmigen und einer längs verlaufenden. Häufig arbeiten sie gegenläufig, da bei einem Zusammenziehen der Ringmuskulatur die Längsmuskulatur weiter wird. Beide können aber unter bestimmten Bedingungen auch gleichzeitig kontrahieren oder relaxieren. Diese synchrone Aktivität ist im Dickdarm häufiger als im Dünndarm.

In welchem Rhythmus sich der Verdauungstrakt bewegt, das bestimmen die Entladungen von spezialisierten Schrittmacherzellen. Die Vorwärtsbewegung der Nahrung im Verdauungssystem selbst aber steuern Zellen des enterischen Nervensystems. Dabei kommt es zu unterschiedlichen Bewegungen: Der Abwärtstransport (propulsive Peristaltik) erfolgt durch nacheinander aktivierte und koordinierte Schaltkreise: Der Nahrungsbrei dehnt bei seiner Passage die Darmwand und wirkt dabei auf Mechanorezeptoren. Diese aktivieren daraufhin erregende und hemmende Nervenzellen. Die erregenden sorgen dafür, dass sich an der Stelle der Dehnung – und davor – die Muskulatur zusammenzieht. Die hemmenden Nervenzellen entspannen die Muskulatur – in der Region hinter der Dehnung (also Richtung Ausgang, Bild 8).

Im Gegensatz dazu entstehen kurzstreckige ringförmige Kontraktionswellen (nicht-propulsive Peristaltik), bei denen sich Bereiche (Segmentationen) nach offenbar chaotischem Muster einschnüren. Dabei wird der Nahrungsbrei an vielen Stellen durchgeknetet und vermischt, so dass der Darm Nährstoffe und Wasser resorbieren kann.

Diese gegensätzlichen Reflexantworten der Muskulatur spielen sich jeweils entlang weniger Zentimeter ab. Sie garantieren den von oben nach unten gerichteten Ablauf der Bewegungen und damit auch den Transport der Nahrung in diese Richtung. Viele dieser kleinen Schaltkreise, jeder bestehend aus Hunderten von Sensoren, hemmenden und erregenden Motoneuronen, müssen auf dem Weg durch den Körper nacheinander aktiviert werden. Dazu bedarf es der ordnenden Hand von Interneuronen, Vermittlern, die solche peristaltischen Schaltkreise wie auf einer Perlenkette aufgereiht verbinden. Ihr Vorhandensein ist ein Zeichen jedes hoch entwickelten Nervensystems.

Wenn der Magen knurrt

Auch im nüchternen Zustand ist der Verdauungstrakt periodisch in Bewegung – in einer Abfolge von Muskelkontraktionen, die vom Magen über den gesamten Dünndarm und Teile des Dickdarms reichen. Man bezeichnet dies etwas kompliziert als »interdigestiven migrierenden Motorkomplex« – gemeint ist der Bewegungsablauf zwischen den Essenszeiten. Anfangs (Phase I) ruht der Magen-Darm-Trakt weitgehend. Dann setzen in unregelmäßigen Abständen Kontraktionen ein (Phase II). Diese kulminieren schließlich in heftigen Bewegungen (Phase III), die wie Besenstriche den gesamten Verdauungstrakt »durchfegen«, um ihn von Nahrungsresten zu reinigen. Man nennt diesen Vorgang passenderweise den »Housekeeper« des Darms. Übrigens sind es die »Putzwellen«, die wir als Magenknurren wahrnehmen, da dabei Luft durch den Magenausgang gepresst wird und Turbulenzen entstehen. Der gesamte Prozess dauert bis zu eineinhalb Stunden und wiederholt sich, solange nichts gegessen wird.

Dieses Muster ändert sich schlagartig, wenn der Magen gefüllt wird. Nervenrezeptoren nehmen die Dehnung der Magenwand wahr – das wichtigste periphere Signal der Sättigung. Aber auch die Bestandteile der Nahrung werden registriert: War das Essen sehr fett oder nur unzureichend durch Kauen zerkleinert, dann wird der Verdauungsvorgang gebremst, bis der schwerer verdauliche Inhalt von der Magensäure genügend zersetzt und von der Muskulatur so klein gemahlen ist, dass er den Magen verlassen kann.

Sanfte und langsame Stoßbewegungen pressen dann den Inhalt portionsweise in den Dünndarm – pro Minute sind es im Schnitt drei Wellen, die durch den Magen laufen. Im Dünndarm wird der Nahrungsbrei anschließend durch Kontraktionen der glatten Muskulatur vorwärtsbewegt – nicht allzu schnell, denn hier findet der wichtigste Teil der Verdauung statt – die Aufnahme von Kohlehydraten, Fett, Eiweiß, Vitaminen, Mineralstoffen (etwa Salzen) und Wasser. Je nach Zusammensetzung der Nahrung dauert es zwei bis zehn Stunden, bis die Nahrung den Dickdarm erreicht, und kann auch von Mensch zu Mensch variieren.

Kneten und Mischen

Der Dickdarm hat ein völlig anderes Bewegungsmuster. Den größten Teil des Tages verbringt er mit sanftem Kneten und Mischen, denn hier geht es darum, die Reste der Nahrung möglichst effizient aus dem Körper zu transportieren, vorbei an Billionen Bakterien, die daran arbeiten, auch noch das Letzte an Energie herauszuholen. Dabei werden Ballaststoffe verstoffwechselt, die der menschliche Körper selbst nicht verwenden kann. Gleichzeitig dienen die rhythmischen Kontraktionen dazu, den Darm von den Gasen zu befreien, die durch den Stoffwechsel der Bakterien entstehen. Außerdem nimmt der Darm beim Eindicken des Stuhls etwa ein Liter Flüssigkeit auf – weitere acht Liter (zwei Liter über Nahrung, der Rest sind ausgeschütteten Säfte) waren zuvor schon im Dünndarm wieder aufgenommen worden. Ein fast perfektes Recyclingprinzip: Nur ein Prozent der vom Körper aufgenommenen oder produzierten Flüssigkeit geht mit dem Stuhl verloren (Bild 2)! Mehrfach täglich – oft direkt nach Nahrungsaufnahme – reagiert der Darm mit Massenbewegungen über lange Strecken (gastrokolischer Reflex). Der Darminhalt wird Richtung Anus getrieben, häufig tritt dabei Stuhldrang auf. 24 bis 72 Stunden kann es dauern, bis Nahrung den gesamten Darm durchlaufen hat und die Reste als Kot entleert werden.

Transportschwierigkeiten

Wenn die Bewegung des Darms nicht mehr richtig funktioniert, ist das lebensgefährlich. Das kann zum Beispiel nach einer Bauchoperation der Fall sein, wenn es zu einem sogenannten »Verschluss« (postoperativer Ileus) kommt: Dann führen fehlgesteuerte Fresszellen (Makrophagen), zuständig für die Immunabwehr, zu einer Entzündung, die sich ausbreitet und die Nerven lahmlegt. Der Darm wird immer langsamer, der Muskeltonus und die Beweglichkeit (Motilität) brechen zusammen. Darüber hinaus wird der Sympathikus-Nerv durch die Entzündung hyperaktiv und lähmt über seinen Botenstoff Noradrenalin zusätzlich die Bewegungen.

Um den Darm in Bewegung zu halten, lässt man deshalb heute nach einer OP so bald wie möglich die Patienten wieder essen oder ernährt sie, wenn das nicht geht, über eine Sonde. Früher hatte man geglaubt, es wäre besser, ihren Darm so lange wie möglich in Ruhe zu lassen. Außerdem weiß man heute, dass schon seine Berührung zu einer Traumatisierung führen kann und ihn träge macht. Je mehr der Darm während der Operation mechanisch malträtiert wurde, desto schlimmer ist also die Lähmung. Minimal-invasive Methoden wie eine Bauchspiegelung schonen die sensiblen Bauchnerven.

Gestörte Bewegungsmuster im Darm können zu einer ganzen Reihe von Symptomen führen. Um zum Beispiel herauszufinden, ob die Ursache chronischer Verstopfung eher eine Muskel- oder eine Nervenstörung ist, misst man bei den betroffenen Patienten durch Sonden die Motilität des Darms. Bevor man nämlich in ganz schlimmen Fällen den Dickdarm entfernt, könnte sich auf diese Weise herausstellen, dass die Störung gar nicht dort, sondern im Dünndarm liegt. Auch andere Nervenstörungen lassen sich mit Druckmessungen diagnostizieren und dann medikamentös gut behandeln: So führen manchmal Schluckstörungen zu Verdauungsproblemen oder Krämpfe der Speiseröhre verursachen herzinfarktähnliche Beschwerden (nicht-kardiale Thoraxschmerzen).

Eine wichtige Frage ist bei jeder Untersuchung, wie sich die Nahrung über den Verdauungstrakt verteilt. Bei Diabetikern zum Beispiel gibt es eine Neuropathie, eine Nervenstörung, die nicht nur an Händen und Füßen auftreten kann, sondern auch im Bauch. Diese wird als »autonome Neuropathie« bezeichnet. Bei den Betroffenen entleert sich häufig der Magen nicht richtig (diabetische Gastroparese). Meist funktioniert auch die Housekeeper-Funktion des Dünndarms nicht, und

Bakterien können vom Dick- in den Dünndarm aufsteigen. Dann vergären Kohlehydrate und es kommt zu Blähungen, Bauchkrämpfen und dünnen Stühlen.

Eine Entwicklungsstörung des Bauchhirns ist angeboren – der Morbus Hirschsprung. Jeder 5000. Säugling ist davon betroffen. Die Krankheit führt zu Lücken im Netz des Bauchhirns und in Folge zu Bewegungsstörungen des Darms. Die betroffene Region kann nicht mehr durch hemmende Nerven des Bauchhirns »relaxen«. Da sie aber noch vom Parasympathikus versorgt wird, zieht sich – vermittelt durch den Botenstoff Acetylcholin – die Darmmuskulatur zusammen. Oberhalb dieses Segments aber dehnt sich der Darm immer mehr mit der ankommenden Nahrung – die Säuglinge bekommen einen riesigen Bauch. Das verkrampfte Segment muss entfernt werden.

Empfindsame Nerven

Medikamente, das wissen all diejenigen, die viele davon einnehmen müssen, sind häufig die Ursache für Verdauungsprobleme, vor allem deshalb, weil sie die Beweglichkeit von Magen, Dünn- und Dickdarm verändern. Kalziumantagonisten zum Beispiel, die zur Einstellung des Blutdrucks oder bei Herzinsuffizienz verschrieben werden, machen einen trägen Darm. Motilitätsstörungen verursachen auch Antidepressiva und Diabetes-Medikamente, aber auch Levodopa (L-DOPA) gegen Parkinson oder Entwässerungsmittel, Betablocker und Nitropräparate.

Wenn die Bewegungsrhythmik der Verdauung gestört ist, kann das vielfache Folgen haben. Spritzt ein Zuckerkranker zum Beispiel nach einer Mahlzeit Insulin, dann kann er –

wenn sich der Magen nicht koordiniert entleert hat – plötzlich zu viel (oder auch zu wenig) Insulin im Blut haben. Als Folge wird er hypo- oder hyperglykämisch. Zuckerkranke Patienten, die sich sehr schwer einstellen lassen, werden deshalb an die Gastroenterologie überwiesen, um zu prüfen, ob es sich bei ihrem Problem um eine Motilitätsstörung handelt.

Die unterschiedlichen Motilitätsmuster des Darms sind noch nicht alle im Einzelnen verstanden. Michael und seine Mitarbeiter haben zum Beispiel gezeigt, wie unterschiedlich Nahrungsbestandteile wie Glukose, Kasein oder Ölsäure weitertransportiert werden – nach charakteristischen Mustern. Grund dafür sind Rezeptoren in der Darmwand, die spezifisch auf unterschiedliche Nährstoffe reagieren. Vielleicht hilft das irgendwann, Nahrung besser als heute zur gezielten Therapie von Krankheiten zu nutzen.

Antiker Magenkatarrh

Die ersten Berichte von Verdauungsstörungen finden sich in der Antike, auf Papyrusrollen des alten Ägypten – anscheinend sind Hochkulturen aller Zeiten anfällig für Probleme der Völlerei. Jedenfalls hatte der Pharao Merikare der 10. Dynastie (um 2125 v. Chr.) einen eigenen Verdauungsexperten an seinem Hof – den Arzt Irinakhti. Der experimentierte bereits mit Diäten und beobachtete ihre Wirkung auf die körperliche und seelische Verfassung.

Bis weit in die Neuzeit hinein reichte das von den Griechen verfeinerte Konzept der Humoralpathologie, der Lehre von dem Gleichgewicht der »Säfte«. Der im griechischen Pergamon geborene Galen (129–199) sammelte als späterer Leibarzt der römischen Aristokratie sicher ausreichend Erfahrung mit Problemen der Verdauung, die man sich damals wie folgt erklärte: Die Natur habe dem Magen die Fähigkeit verliehen, den Menschen aktiv zur Nahrungssuche anzutreiben. Nach dem Essen erfolge dort eine erste Umwandlung der Speisen (pepsis) mithilfe der dem Menschen »eingepflanzten« Wärme. Der Speisebrei Chylus, der durch mechanische Reibung entstehe, transportiere die Stoffe dann zur Leber. Dort entstehe, nahm man an, das Blut, das die Organe ernähre und von diesen völlig aufgebraucht würde. Abfallprodukte würden über den Schweiß ausgeschieden. Werde dieser Vorgang gestört, kam es nach der antiken Lehre zu einer »Zersetzung« der Speisen, die als Folge den Körper nicht mehr nähren könnten. Dann träten auch übler Stuhlgeruch, saures Aufstoßen und Blähungen auf.

Der schlechte Leumund der menschlichen Innereien kam in der Renaissance auf, wo Magen und Darm als unbeseelte Transportorgane der menschlichen Unreinheit beschrieben wurden. Lediglich Leonardo da Vinci hatte, wie so häufig, eine eigene Meinung von den Dingen: Der mit Gasen gefüllte Darm, schrieb er in seinen Notizen, presse das Zwerchfell nach oben und helfe so den Lungen beim Ausatmen. Paracelsus, der Alchimist, legte bereits die erste Spur zur chemischen Natur der Verdauung.

Der italienische Jesuit Lazzaro Spallanzani (1729–1799) vertiefte dieses Konzept. Der Universalgelehrte, Professor für Logik und Metaphysik und ein prominenter Wissenschaftler im Europa seiner Zeit, befasste sich mit Meteorologie und Vulkanologie genauso wie mit Mikroorganismen und Fortpflanzung: Er zog Frösche heran und unternahm bei Hunden bereits eine künstliche Besamung. Sein berühmtestes Werk aber waren die »Dissertationi di fisica animale e vegetale« (1780), wo er nachwies, dass die Verdauung im Wesentlichen ein chemischer Prozess und kein mechanischer ist. Neben Hunderten von Tierversuchen, die er dazu machte, verschluckte er auch selbst kleine Beutel mit Nahrung und dünne, mit Fleisch gefüllte Röhrchen – um immer wieder befriedigt festzustellen, dass die Behältnisse den Leib passierten, während sich der Inhalt aufgelöst hatte. E. T. A. Hoffmann war von dem charismatischen Genie so beeindruckt, dass er Spallanzani zur Figur in einigen seiner Werke machte.

Einblicke durch Entenschrot

42 Jahre nachdem der Jesuit Spallanzani die Verdauung als chemischen Prozess charakterisiert hatte, wurde seine These durch einen unglücklichen Unfall bestätigt – fernab von wissenschaftlichen Labors und Universitätskliniken. Auf einer kleinen Insel im Lake Huron nahe der Grenze zwischen den USA und Kanada entlud sich in einem Laden, der mit Fellen handelte, ein Gewehr: Die Munition der Schrotflinte drang in den Leib des Besitzers der Waffe ein und riss eine riesige offene Wunde in seinen Bauch. Die linke Lungenspitze war zerstört und der Magen klaffte auf. Es war der 6. Juni 1822.

Der Unfall schrieb Medizingeschichte, denn wie durch ein Wunder überlebte der junge Mann. Der amerikanische Militärarzt William Beaumont (1785–1853), der seinem Patienten eigentlich nicht mehr als 36 Stunden Überlebenszeit zutraute, spülte die Verletzungen mit Chlorid und Kampfer und legte Umschläge aus Mehl, Kohle und Hefe auf, deren Fermentierung die Infektion der Wunden in Schach halten sollte. Als sich die Lungen trotzdem entzündeten, machte er einen Aderlass.

Die Infektion entwickelte sich zurück, doch ein gravierendes Problem blieb: Der Darm stellte am zweiten Tag nach dem Unfall seine Tätigkeit ein. Die Nahrung des Trappers verließ den Körper wieder durch die offene Wunde in seinem Magen. Ernährt wurde der Patient deshalb durch Einläufe in seinen Enddarm, bis die Wunde in seinem Magen so weit heilte, dass die offenen Enden durch ein Pflaster zusammengehalten werden konnten. Immer wieder mussten Teilstücke der zerschossenen Rippen chirurgisch entfernt werden, was den Patienten erneut schwächte. Doch innerhalb mehrerer Monate stabilisierte sich der Zustand des Kanadiers zusehends. Bis auf ein Loch in der Magenwand, das sich einfach nicht schließen wollte – eine Fistel.

Alexis St. Martin (1802–1880), so hieß der berühmteste Patient der Verdauungsmedizin, bekam langsam ein Problem, weil er nicht fit genug war, um wieder auf die Jagd zu gehen. Die Bezirksverwaltung weigerte sich, weiter für seine medizinische Behandlung aufzukommen, und wollte ihn in seine Heimat Kanada ausweisen. Beaumont fürchtete, dass er diese Reise nicht überleben würde, und nahm ihn in sein Haus und in seine Familie auf. Gleichzeitig beschloss er, die enge Beziehung von Arzt und Patient für die wissenschaftliche Forschung zu nutzen und herauszufinden, was im Magen eigentlich vor sich ging. Alexis St. Martin wurde zu seinem lebenden Studienobjekt. Er ließ ihn Fleischstücke – roh oder gebraten – schlucken, die an Bindfäden geknotet waren, und maß auf diese Weise, wie schnell sie verdaut wurden. Mit einem langen Löffel entnahm Beaumont immer wieder Proben des Mageninhalts durch die Fistel. Einmal stopfte er statt der entnommenen Nahrung ein Stück gewebtes Tuch in den Magen und notierte begeistert, dass es sich schon nach fünf Stunden komplett aufgelöst hatte.

Die Experimente bewiesen erneut, dass die Verdauung nicht durch irgendeine unbestimmte »Lebenskraft« erfolgte, sondern auf chemische Weise, durch den Magensaft. Diesem Umstand jedoch verdanken wir die erste direkte Beobachtung der Wirkung von Emotionen auf die Verdauungsfunktion. Am 12. März 1830 notierte Beaumont:

> *»Um 8.00h extrahierte ich eine Unze Magensaft. Um 9.00h hatte er ein Frühstück aus fettem Schweinefleisch, Brot und Kartoffeln. Eine Stunde später untersuchte ich den Mageninhalt; ich fand eine Mischung, die an dicken Haferbrei erinnerte. Um 13.00h, vier Stunden nach der Mahlzeit, nahm ich eine Portion des vollständig aufgelösten Inhaltes, ohne dass noch Nahrung sichtbar war. Es war von milchiger oder vielmehr mehlbreiartiger Konsistenz, und erheblich gesprenkelt mit gelblicher Galle, die ich bislang nur einmal bei meinen Experimenten beobachtet hatte. Ich vermute, als Effekt eines massiven Ärgers (violent anger), der etwa zum Zeitpunkt der Probenentnahme aufgetreten war. Anmerkung: Dieses Experiment zeigt die Effekte heftiger Emotionen auf den Verdauungsapparat …«*

Beaumont machte das Schicksal seines Patienten berühmt, während dieser häufig ungenannt blieb. Als St. Martin nach Kanada zurückkehrte und dort eine Familie gründete, war der Chirurg verzweifelt und bemühte sich intensiv, sein Studienobjekt wieder in die USA zu locken. 1829 kehrte St. Martin zurück, gegen das Versprechen, dass Beaumont seine Familie finanzieren würde. Insgesamt musste er 56 Experimente über sich ergehen lassen. 1833 publizierte Beaumont die Ergebnisse.

Als St. Martin 1880 – mehr als ein Vierteljahrhundert nach Beaumont – starb, wollten ihn Ärzte obduzieren und seinen Magen einem Museum zukommen lassen. Seine Familie aber fand, er habe genug Experimente in seinem Leben erdulden müssen und sollte zumindest im Tode seinen Frieden haben. Sie bahrte den Leichnam bis zur Verwesung auf, um ihn dann mehrere Meter tief zu begraben, um eine Exhumierung zu verhindern.

Schlauch im Bauch

Viel zu verdanken hat die Wissenschaft auch Tom Little, einem Kind armer irischer Einwanderer. 1894, im Alter von neun Jahren, stibitzte der hungrige kleine Tom eine Kelle voller Flüssigkeit, die er für Suppe hielt, und schluckte deren Inhalt. Es war Lauge. Er verätzte sich dabei die Speiseröhre so schwer, dass die Narben diesen Teil seines Verdauungstraktes für immer verschlossen. Die Ärzte mussten ein Loch in seine Magenwand schneiden. Für den Rest seines Lebens kaute Tom Little zwar sein Essen, spuckte es dann aber in einen Schlauch, der zu diesem Loch führte. Jahre später wurde er bei einem Football-Spiel von dem Ball in die Magengrube getroffen und die Wunde brach auf. Ein Klinikbesuch folgte nun dem anderen, weil die Beschwerden nicht aufhörten, doch mit 18 Jahren kehrte Little der Medizin den Rücken, weil die Ärzte seiner Meinung nach regelmäßig mehr an seiner exotischen Verletzung interessiert waren, als daran, ihm zu helfen.

Mit 28 heiratete der Mann mit dem Schlauch im Magen. Ansonsten war Little sein Leben lang bemüht, sein Leiden vor seiner Umwelt zu verstecken. Erst 1939, mit 59 Jahren, ging er zum ersten Mal wieder zu einem Arzt: Aus finanzieller Not musste er sich als Studienobjekt zur Verfügung stellen. Vormittags kam er nüchtern für Experimente ins Krankenhaus der legendären Johns Hopkins University in Baltimore. Nachmittags hatte er dort einen Job als Arbeiter. Sein Arzt Stewart Wolf brauchte drei Monate, um einen stabilen Kontakt zu seinem schwierigen Patienten herzustellen. Der musste auch viel aushalten, denn Wolf untersuchte den Einfluss von Emotionen auf den Magen. Deshalb kränkte er seinen Patienten mitunter oder deprimierte ihn mit Absicht, um festzustellen, wie sich das auswirkte. Wenn Little wütend war, stellte Wolf fest, glättete sich die Magenwand und nahm eine dunkelrote Farbe an. Bei Entspannung hingegen zog sich die Oberfläche der Schleimhaut zusammen und wurde rosa. Bei Depression kam der Verdauungsvorgang quasi ins Stocken.

Aus dem Magensaft von Tom Little wurde außerdem ein Enzym isoliert, das einen Beitrag zur Aufklärung der Muskeldystrophie leistete. Auch wurde darin das Gastricsin entdeckt, ein proteinzerlegendes Enzym, das schließlich die Basis eines Tests zum Nachweis von Magenkrebs bildete. Der Mann, dem wir das verdanken, Tom Little, schützte bis zu seinem Tod 1959 seine Identität. Erst dann veröffentlichte das TIME-Magazin eine Geschichte über ihn und enthüllte seine Lebensgeschichte.

Das war eine der ersten Untersuchungen zu stressbedingten Veränderungen im menschlichen Verdauungstrakt. Einer der Pioniere der modernen Stressforschung war der Physiologe Walter B. Cannon (1871–1945), der kurzfristig auch im Labor von Iwan Petrowic Pawlow in St. Petersburg gelernt hatte. Dessen Experimente mit Hunden wurden zum Symbol für die Möglichkeit, das vegetative Nervensystem über das Gehirn zu trainieren, neue Reflexe zu lernen – die Konditionierung.

Cannon ist in der modernen Medizin vor allem für seine Stressforschung bekannt: 1915 veröffentlichte er seine These der evolutionär verankerten »Fight-or-flight-Response«, der körperlichen Reaktionen auf Gefahr und emotionale Anspannung, die uns entweder für einen Kampf oder die Flucht fit machen. Cannon fand auch heraus, dass Stress die Beweglichkeit des Verdauungsapparates einschränkte: vor allem bei Katern, die sich heftig gegen die Fixierung im Rahmen der Versuchsanordnung wehrten. Die weiblichen Tiere hingegen, notierte er in seinem Laborbuch, ließen sich bereitwillig festbinden – ihre Peristaltik funktionierte dabei einwandfrei.

Sein Interesse an der Verdauung war nicht neu: Schon um die Jahrhundertwende hatte Cannon in seinem Labor in Harvard die Bewegungen des Darms untersucht und dazu die noch junge Technologie der Röntgenstrahlen eingesetzt. Eine Gans erhielt deshalb Futter mit dem leicht radioaktiven Bismut: In zwölf Sekunden, zeigte die Durchleuchtung, wanderte es unter ständiger Bewegung der Speiseröhre in den Magen des Tieres. In anderen Experimenten setzte Cannon Ballon-Endoskope ein, um den Darm zu erkunden. Cannon starb 1945, knapp zwei Monate nach den verheerenden Atombomben von Hiroshima und Nagasaki, vermutlich an den Folgen von Strahlenschäden, die er sich im Labor zugezogen hatte. In seinen jungen Jahren war das zerstörerische Potenzial der X-Strahlen, wie sie von ihm genannt wurden, noch nicht bekannt gewesen.

Pioniere einer neuen Medizindisziplin

Bis in die Mitte des 20. Jahrhunderts hinein dienten die Experimente rund um die Verdauung vor allem der Grundlagenforschung: Man wollte die physiologischen Vorgänge rund um den Darm besser verstehen. Die Motilitätsforschung blieb lange eine »obskure Nische«, schreibt David L. Wingate, prominenter (und inzwischen emeritierter) Gastroenterologe an der London School of Medicine, dominiert von theoretischen Physiologen und »allenfalls ein paar Chirurgen«. Damals nämlich durchtrennten diese bei einem Zwölffingerdarm-Geschwür Äste des Vagus-Nervs, um die Produktion von Magensäure zu drosseln. Zurück blieben Patienten, deren Magen sich nicht mehr wie zuvor entleerte – damals ein Rätsel, weil man die Funktion des Bauchhirns nicht wirklich verstand.

Der Engländer Thomas P. Almy war einer der wenigen Mediziner, die sich schon in den 1940er Jahren mit dem Reizdarmsyndrom (das damals noch Colon irritabile hieß) und seinen möglichen Ursachen beschäftigten. Die Motilität der Darmwand, sollte sich herausstellen, spielte dabei eine zentrale Rolle (siehe Seite 159).

Bewegungsstörungen waren bis dahin nur selten als Ursache von Krankheit ausfindig gemacht worden. Die Publikation wissenschaftlicher Studien hierzu wurde von führenden Journals wie »Gastroenterology« oder »Gut« mit der Bemerkung abgelehnt, das Thema interessiere die Mehrheit der Leser nicht. Die kleine internationale Truppe jedoch, die sich – entgegen dem Mainstream – für das Nervensystem des Darms interessierte, wurde gerade wegen dieser Ausgrenzung zu einer Gemeinschaft zusammengeschweißt. Wir trafen uns auf internistischen Kongressen in Hinterzimmern.

Das Nervensystem des Menschen

Das Nervensystem, das erst im 19. Jahrhundert in seiner Gesamtheit so erkannt und bezeichnet wurde, besteht aus einem zentralen (Gehirn, Rückenmark) und einem damit gekoppelten peripheren Teil. Die neuronalen Netzwerke werden aus Arealen, Kernen, Ganglien und Nervensträngen gebildet, als Hüllen und Stützelemente fungieren Gliazellen. Den Stoffaustausch im zentralen Nervensystem kontrolliert eine Blut-Hirn-Schranke, die nur bestimmte Stoffe zum Gehirn gelangen lässt.

Das periphere Nervensystem hat einen somatischen und einen vegetativen Teil. Das somatische Nervensystem steuert die Motorik der Skelettmuskeln, deren willkürliche und reflektorische Reaktionen. Es regelt die Beziehungen zur Außenwelt. Das vegetative Nervensystem ist weitgehend der bewussten Kontrolle durch das Gehirn entzogen und steuert lebenswichtige Funktionen wie Atmung, Verdauung und Stoffwechsel. Auch einzelne Organe oder Organsysteme wie die Sexualorgane werden beeinflusst.

Zum vegetativen Nervensystem zählen der Sympathikus – Nervenstränge, die den Körper in erhöhte Leistungsbereitschaft versetzen und Energiereserven abbauen – und der Parasympathikus, der gegensätzlich wirkt, beruhigt, regeneriert und den Energieaufbau ermöglicht. Das enterische Nervensystem komplettiert das vegetative Nervensystem und ist streng genommen der einzige autonome Teil des vegetativen Nervensystems.

Beim Heranwachsen des Embryos entwickeln sich alle Teile des Nervensystems aus dem Ektoderm, den äußersten der drei Keimblätter, die nach der Befruchtung des Eis durch die Samenzelle durch Zellteilung und -wanderung entstanden sind. Es verdickt sich und bildet die Neuralplatte. Bereits zum Ende des dritten Schwangerschaftsmonats besitzt der Embryo einen kompletten Verdauungstrakt mit Speiseröhre, Magen, Dünn- und Dickdarm. Dazu gehören eine sich ständig erneuernde Schleimhaut, Drüsenzellen, zwei Muskelschichten und mehrere 100 Millionen Nervenzellen, die sich in der Darmwand in zwei dichten Geflechten organisieren (Bild 6).

Neue Untersuchungstechniken gaben der Motilitätsforschung neuen Schwung. Die Forscher übernahmen etwa aus der Kardiologie die Technik mobiler Langzeitmessungen: Die Probanden schluckten Sonden, die Signale an Empfänger funkten, die am Körper außen befestigt waren. So ließen sich pH-Wert oder auch Veränderungen der Beweglichkeit des Verdauungstraktes bei der Arbeit oder in Ruhephasen registrieren. Die ersten Hormone im Darm wurden identifiziert, die Einfluss auf die Bewegungsmuster haben (heute kennen wir über 20 Hormone). In diesem Stadium wurde auch die Pharmaindustrie auf die Forschung aufmerksam und entwickelte erste Medikamente gegen Bewegungsstörungen im Darm.

In den 1970er Jahren begannen drei Forscherteams gleichzeitig, sich Meriten auf dem noch weitgehend unbekannten Gebiet zu erarbeiten. Sie wurden zu den Geburtshelfern der modernen Neurogastroenterologie, weil sie als Erste Methoden aus der Hirnforschung einsetzten: der Australier David Hirst, Jackie D. Wood in den USA gemeinsam mit Claus Mayer, einem Brigadegeneral der Sanitätsakademie in München, und Alan North, ein englischer Pharmakologe und heute Vizepräsident der Universität Manchester. North war in gewisser Weise eine Ausnahme: Er war auf der Suche nach Rezeptoren für Opiate und interessierte sich vor allem deshalb für das Nervensystem des Darms. Die Beschäftigung damit erschien ihm einfacher, als seine Fragestellung am Gehirn zu studieren. Denn es wurde immer deutlicher, dass alles, was im Kopf an Nervenstrukturen da war, in der einen oder anderen Weise auch im Bauch präsent war.

Forschung ist Handarbeit

Einem der jungen Forscher der 1970er Jahre hat die Neurogastroenterologie schließlich ihren Namen zu verdanken. Jackie D. Wood, ein Physiologe und Biophysiker, studierte verschiedene autonome Nervensysteme, zum Beispiel an Kakerlaken. An der Universität von Illinois, wo er als graduierter Student arbeitete, zeigte ihm sein Professor eines Tages zwei wissenschaftliche Aufsätze eines Japaners, der Muskelzellen im Darm elektrisch untersucht hatte. »Versuchen Sie mal rauszufinden, ob das auch mit Nervenzellen geht«, war die Anweisung. Der junge Wissenschaftler präparierte den Dünndarm einer Katze und legte ihn auf eine Platte, über dem ein Mikrophon hing. Als er Elektroden zusammenschloss, um das Gewebe zu stimulieren, hörte er ein leises, aber deutliches »whirrrrrr«, als sich die Nerven des Katzendarms entluden. Seine allererste Studie machte Wood berühmt – und ließ ihn den Begriff des Darmhirns prägen – »a little brain in the gut«.

Wood ist heute eine lebende Legende – und außerdem Professor am Institut für Zellbiologie an der Ohio State University, die zu einer der wichtigsten internationalen »Brutstätten« der Neurogastroenterologie wurde. Auch zwei von uns, Michael und Thomas, haben dort geforscht und gelernt – unter anderem, wie man einzelne Nervenzellen mit hauchfeinen Glaspipetten unter dem Mikroskop ansticht. Das erfordert viel Geduld und einige Übung. Aber es machte es möglich, die elektrischen Eigenschaften von Nervenzellen und ihre Kommunikation untereinander beziehungsweise mit anderen – Muskel-, Epithel- oder Immunzellen – zu untersuchen.

Auffallend häufig waren es junge Wissenschaftler, die – noch nicht domestiziert von Fachgerangel und Disziplinengrenzen – ungewohnte Fragen stellten und sich auch gleich bemühten, sie zu beantworten. Zum Beispiel die beiden englischen Doktoranden von David Thompson aus Manchester, Shaheem Hamdy und Qasim Aziz, die Anfang der 1990er Jahren nach Düsseldorf kamen, wo damals am Uniklinikum auch Paul und Thomas in der Gastroenterologie forschten. Hier wurden sogenannte »evozierte Potenziale« gemessen – elektrische Veränderungen der Hirnströme durch eine Stimulation von Zellen am Verdauungstrakt (siehe Mozartkugel, Seite 16). Die englischen Gäste wollten die Methode dieser elektrophysiologischen Ableitungen lernen. Daraus entwickelte sich eine Serie hochinteressanter Experimente.

Zum Beispiel entwickelte Shaheem Hamdy die These, dass die Speiseröhre nervlich in nur einer Hirnhälfte verankert sein musste, da Schluckstörungen nach Schlaganfällen zwar häufig waren, aber eben nicht immer auftraten. Das löste eine Diskussion darüber aus, wie das wohl generell mit Organen sein müsste, die keiner klaren Seite zugeordnet waren. Bei Armen und Beinen war das ganz klar, die wurden jeweils von der gegenüberliegenden Seite des Gehirns angesteuert. Aber was war mit Organen, die in der Mitte des Körpers lagen? Dazu zählt zum Beispiel auch der Analsphinkter, der ringförmige Schließmuskel am Ende des Darms, der unwillkürlichen Austritt von Stuhl verhindert.

In einem Labor in Manchester wurde aus dieser Idee schließlich das Experiment. Auf einen Handschuh wurde eine Messsonde montiert – und während man am Kopf Nerven stimulierte, maßen die Forscher, darunter auch Paul, damit die Reaktion des Schließmuskels – alles im Selbstversuch und wechselseitig. Am Ende eines langen Tages tat dem Forschungsteam nicht nur der Finger weh …

Das Ergebnis des seltsam anmutenden Versuchs hatte wichtige praktische Konsequenzen: Die Schließmuskelregulation, so zeigte sich, wird überwiegend von einer Seite des Gehirns nerval versorgt und gesteuert. Das bedeutet, dass die meisten Nervenstränge auch am Anus auf nur einer Seite verlaufen. Wenn dieser Bereich verletzt wird, besteht ein erhöhtes Inkontinenzrisiko. Das spielt beim Dammschnitt eine Rolle, der den Geburtskanal erweitert: Ob entweder links oder rechts am After entlang geschnitten wird, hängt in der Praxis nicht von der Anatomie des Nervensystems der Patientin ab – sondern davon, ob der Chirurg Rechts- oder Linkshänder ist.

Leider ließen sich die Gynäkologen damals wie heute nicht überzeugen, ihre Operationstechniken zu verändern, was sicher in einigen Fällen Probleme der Inkontinenz hätte verhindern können. Immerhin aber hat sich aus dieser unscheinbaren Fragestellung der Seitigkeit ein großes, von der Deutschen Forschungsgemeinschaft und Europäischen Gemeinschaft finanziertes Forschungsprojekt ergeben, in dessen Rahmen neue Untersuchungsmethoden entwickelt wurden, die heute klinische Relevanz haben, zum Beispiel bei der Behandlung von Schluckstörungen.

Hirnforschung im Bauch

Warum lässt sich das enterische Nervensystem so schwer in seinen Funktionen abbilden? Im Kopf hat die Entwicklung bildgebender Verfahren zu einem Boom der Hirnforschung geführt. Doch während dort die Nervenregionen inzwischen sehr klar identifiziert und erforscht sind, macht es der Darm der Wissenschaft schwer: Neben den Nerven- gibt es dort noch Muskel-, Schrittmacher- und Schleimhautzellen, die ebenfalls ein Membranpotenzial haben und bei elektrischen Messungen mitaktiviert werden. Außerdem ist der Darm ständig in Bewegung, und da häufig nicht bekannt ist, welche Art von Zelle welche Reaktion triggert, müsste man die Darmtätigkeit eigentlich über viele Stunden aufzeichnen, was einen unüberschaubaren Datensalat erbringen würde, einen Wust an Big Data.

Immer wieder stellen sich Darmforscher die Frage: Was ist Ursache und was ist Wirkung? Was hat einen bestimmten Zustand ausgelöst – eine Nervenzelle? Eine Muskelzelle?? Eine Schrittmacherzelle??? Eine Minikamera, die geschluckt wird, kann zwar Bilder beisteuern, allerdings nur aus dem entleerten und gereinigten Darm (was nicht unbedingt sein normaler Zustand ist). Genauere Beschreibungen des Nervennetzwerks wird irgendwann möglicherweise die konfokale Laserendoskopie liefern, die noch in der Entwicklung ist: Dabei sollen Optiken im Inneren des Darms ganz nah an die Nervenstrukturen heranfahren und sie dann über Fluoreszenz mit erheblicher Tiefenschärfe abbilden.

Trotzdem: Ein klar strukturiertes, bildhaftes Verständnis wie vom Gehirn wird es vom Darm in absehbarer Zeit nicht geben. Die Vielzahl der beteiligten Zellen ist nicht vergleichbar. Das

Bauchhirn ist ein komplexer Forschungsgegenstand – und viel zu vielseitig, um es nur aus der Sicht einer einzigen Disziplin erklären zu wollen. Also fiel dieses Thema lange Zeit durch die »Maschen« der internistischen wie der neurologischen Medizin. Neunzig Prozent der Neurologen, so unsere kühne These, sind sich heute noch nicht darüber im Klaren, wie wichtig dieses Nervengeflecht im Bauch ist.

Blinde Flecken

Die Gastroenterologie wird von den Hepatologen, den Leberexperten, dominiert – auch das ist ein Grund, warum neurologische Fragen in dieser Disziplin lange wenig Gehör fanden. Was im Forschungsbetrieb hochpoppt und eine Finanzierung findet, ist selten das Ergebnis sorgfältiger Bewertung, wie sich das der Laie vielleicht vorstellt. Häufig ist es vor allem Ausdruck von Moden. Erst war es der alternde Darm, der im Mittelpunkt des Interesses stand (und heute gerade wieder entdeckt wird). Dann wurde die Erforschung der Bakteriengemeinschaften im Darm, des Mikrobioms, möglich: Das menschliche Erbgut war gerade erfolgreich entschlüsselt worden, und die Genetiker brauchten Arbeit. Danach tauchte die Frage auf, wie aus akuten entzündlichen Vorgängen im Darm ein chronischer Schmerzzustand werden kann. So werden wechselnde Themen nach oben gespült und verschwinden wieder – relevant wären viele davon.

In jüngster Zeit nehmen neurologische Aspekte der Gesundheit durch die demografische Entwicklung in ihrer Bedeutung zu: Mit dem höheren Lebensalter breiten sich neurodegenerative Erkrankungen wie Parkinson und Demenz in beängstigendem Ausmaß aus. Das verleiht der Forschung am Bauchhirn aktuelle Dringlichkeit. Denn es gibt vieles, was dafür spricht, dass diese Leiden ihren Anfang nicht im Kopf, sondern im Bauch nehmen könnten (siehe Seite 165ff). Eine ganz neue Fragestellung ist außerdem die, welche Rolle das Nervensystem bei der Ausbreitung (Proliferation) von Tumoren hat. Zusammen mit dem Chirurgen Martin Kreis von der Charité Berlin hat Michael Schemann zum Beispiel zeigen können, dass eine Blockade des Vagus vor Darmkrebs schützt – das könnte mittelfristig enorme Implikationen für Vorsorge und Therapie haben.

2. Wie viel Gehirn steckt im Darm?

Das Bauchhirn – dieser Begriff suggeriert nicht zufällig, dass das zweite Nervensystem im Körper ein geheimnisvolles Eigenleben führt. Dort werden, ist in populären Zeitschriften zu lesen, »Erinnerungen« gespeichert, und der »Sitz der Intuition« soll an allen möglichen Entscheidungen beteiligt sein – von der Liebe bis zum Aktienkauf.

Aber was ist wirklich dran an solchen Spekulationen? Dass dem Bauch eine zentrale Rolle zugeschrieben wird, zeigt sich in allen Kulturen der Welt. In Asien zum Beispiel ist die Wahrnehmung der Körpermitte entscheidend für das Selbstbild: Für Japaner etwa ist »Hara« das Zentrum der geistigen und körperlichen Kraft des Menschen. Ein »Mann mit Bauch« steht dort sprichwörtlich für eine gefestigte Persönlichkeit. Und wer den dicken Bauch eines lachenden Buddhas berührt, hofft auf Glück und Segen. Im indischen Ayurveda, der 4000 Jahre alten traditionellen Heilkunst, steht das »Verdauungsfeuer« (Akni) für ein zentrales Lebensprinzip, und Hippokrates nannte eine schlechte Verdauung »die Wurzel allen Übels«. Im Bauch sah die griechische Mythologie aber auch einen Ort der Weisheit: Zeus nämlich sicherte sich den Vorsitz im Olymp der Götter dadurch, dass er Metis, die Göttin des Maßes, überlistete. Er forderte sie auf, ihre legendären Zauberkünste dadurch zu beweisen, dass sie sich in eine Fliege verwandelte. Sie ließ sich provozieren – doch dann wurde sie als Insekt von Zeus verschluckt. Seither weissagt sie aus Zeus' göttlichem Bauch heraus.

Wie »smart« aber ist der Darm wirklich? Beim Gehirn spielen sich die Debatten um Bewusstsein und Geist zwischen Neurobiologen und Philosophen ab – die Anatomie ist inzwischen gut beschrieben. Seine Arbeit leistet das Gehirn über Elektrizität. So wissen wir zum Beispiel, dass eine rote Rose verschiedene Sinneswahrnehmungen und Erinnerungen auslöst – rot, dornig, duftend, verliebt –, die dann durch eine synchrone Entladung von Nervenzellen im 40-Hertz-Bereich miteinander verknüpft werden. Unser Gehirn formt also einen Begriff der Rose, wenn alle beteiligten Neurone ihr Schwingungsverhalten aufeinander abgestimmt haben. Das beantwortet die Frage, wie eine Wahrnehmung entstehen kann. Nicht aber, wie sie bewusst wird. An diesem Rätsel wird noch gearbeitet.

Auch an der Frage, die dieses Buch wie ein roter Faden durchzieht: Warum verfügt der Mensch über eine zweite Schaltzentrale im Bauch?

Bauchhirn an Kopfhirn ...!

Die erste Frage muss sein: Sind die beiden Nervensysteme wirklich so ähnlich?

Sehen wir uns zunächst die Zahlen an: Der Mensch hat 86 Milliarden Nervenzellen im Gehirn, die Maus gerade mal 75 Millionen. Erstaunlicherweise tragen alle Lebewesen eine ähnliche Anzahl an Nervenzellen im Bauch, nämlich je nach Tierart zwischen 100 und 1000 Millionen – mehr oder weniger unabhängig von ihrer Größe –, der Mensch nur wenig mehr als die Maus (Bild 4). Die großen Tiere haben einfach eine geringere Auflösung ihrer Schaltkreise – bei der Maus muss die Peristaltik hingegen auf ganz kleinem Raum organisiert werden, dicht an dicht. Beim Gehirn gibt es schon größere Unterschiede: Menschen tragen 800-mal mehr Nervenzellen im Kopf als im Bauch, das Schwein 20-mal und manche kleinen Tiere haben sogar weniger »Hirn« im Kopf als im Bauch.

Jetzt zur Struktur: Beide Nervenzentren enthalten dieselben Nervenzellen, Neurotransmitter und andere Botenstoffe. Sie sind aber unterschiedlich organisiert: Die Zellen des Bauchhirns kommunizieren nur über kurze Strecken – schon die im Dickdarm wissen nicht, was jene im Dünndarm tun. Das müssen sie auch nicht, weil auf jedem Quadratzentimeter des Verdauungstraktes Hunderte von Sensoren, Motor- und Interneuronen sitzen. Sie sind in Ganglien organisiert, das sind Anhäufungen von Nervenzellen, die sämtliche Funktionen – Wahrnehmung, Kommunikation und Output – ausüben können. Das heißt, in jedem Ganglion sind Motor-, Sensor- und Interneurone gleichzeitig vorhanden. Dadurch kann ein Verlust von Nervenzellen durch eine Verletzung oder Krankheit gut kompensiert werden. Die Kommunikation zwischen verschiedenen Abschnitten des Verdauungstrakts, zum Beispiel zwischen Dickdarm und Magen, verläuft über separate Schaltzentren im Bauchraum (etwa der gastrokolische Reflex), die über Interneurone verbunden werden.

Im Gehirn hingegen sind die Nervenzellen sehr eng gepackt, in spezialisierte Funktionseinheiten (Nuclei) von Nervenzellkörpern, wie zum Beispiel die Amygdala oder das Sprachzentum. Das macht das Gehirn anfälliger nach Verletzungen, ermöglicht ihm aber auch eine sehr dichte Kommunikation zwischen unterschiedlichsten Regionen und in drei Dimensionen – zum Beispiel, wenn das Geruchszentrum eine abgespeicherte Erinnerung wachruft und diese in der Großhirnrinde bewertet wird.

Im Bauchhirn gibt es hingegen nur zwei Funktionseinheiten, die miteinander kommunizieren: den Plexus myentericus (Auerbach-Plexus) und den Plexus submucosus (Meissner-Plexus).

Wie das Gehirn besitzt das neuronale Netz im Bauch eine Barriere gegen schädigende Einflüsse. Im Gehirn ist dies die sogenannte Blut-Hirn-Schranke, die Undurchlässigkeit der Gefäßwände für die meisten Substanzen. Diese Aufgabe übernimmt im Bauchhirn eine Haut, die das Netzwerk umhüllt und schützt. Allerdings lässt sie eine größere Zahl Botenstoffe durch, die über die Blutgefäße angeliefert werden.

Brechen die Barrieren im Bauch- oder Kopfhirn zum Beispiel durch eine Infektion zusammen, können Immunzellen eindringen, die dann zu Nervenentzündungen des Gehirns (Encephalitis) oder des Bauchhirns (Ganglionitis) führen. Insgesamt aber ist das Netzwerk des Bauchhirns so strukturiert, dass es durch die ständige Bewegung nicht geschädigt wird. Das Kopfhirn ist viel empfindlicher gegenüber Erschütterungen (Trauma).

Das Bauchhirn liegt an der Schnittstelle des Körpers, wo sich die Außenwelt – in Form von Nahrung – mit der Innenwelt, dem Stoffwechsel, trifft. Seine Nervennetzwerke reagieren auf jede Veränderung des Milieus im Verdauungstrakt. Das ist wichtig, denn das Bauchhirn kontrolliert in Kooperation mit den zahlreich im Darm vorhandenen Immunzellen, ob Stoffe passieren dürfen – oder aber durch heftigen Durchfall oder Erbrechen aus dem Körper getrieben werden.

Im Gegensatz zum Kopfhirn ist das Bauchhirn ständig in Bewegung – das ist seine wichtigste Funktion. Seine Anatomie aufzuklären, ist deshalb eine besondere Herausforderung. Bildgebende Verfahren leisten hier im klinischen Alltag viel weniger als beim Kopf. Stattdessen nutzt die Neurogastroenterologie Sondenmessungen, vor allem die sogenannte Manometrie (Druckmessung), um die Funktionen des Verdauungstraktes zu testen.

Wie wir bereits gesehen haben vermittelt das eine Netzwerk des Darms vor allem die motorischen (Bewegungs-)Impulse des Verdauungssystems, während das andere, innen unter der Schleimhaut gelegene, vor allem Sekretion und Resorption des Darms überwacht (Bild 6). Beide miteinander gekoppelten Systeme registrieren rund um die Uhr, was in ihrem Umfeld gerade passiert. Diese Informationen werden über Nerven der Darm-Hirn-Achse an das Gehirn gesandt (Bild 1). Aber – davon dringt kaum etwas in unser Bewusstsein. Das Gehirn mischt sich auch als übergeordnete Steuerzentrale kaum ein, wenn es um die Verdauung geht. Deshalb verlaufen auch neunzig Prozent des Datenaustausches afferent, das heißt aufsteigend. Nur zehn Prozent der Signale wandern als Befehle vom Kopf zum Darm.

Das Bauchhirn sorgt dafür, dass die Verdauung in vielen Bereichen autonom verläuft. Wie In-vitro-Versuche (isolierte Darmpräparate in der Petrischale, Bild 7) zeigen, hat das Nerven-Netzwerk in seiner Struktur verankerte Muster, die ihm erlauben, auch ohne Kontakt zum Kopf seine Funktionen den Gegebenheiten anzupassen. Zum Beispiel verlangsamen sich Magenentleerung und Darmtransport, wenn die Speisen Nährstoffe enthalten, um dem Verdauungssystem Zeit zu geben, seine Funktionen zu erfüllen.

Kopfhirn an Bauchhirn!

Wenn ein Lebewesen in Gefahr ist, wird seine Verdauung schlagartig lahmgelegt: Der Blutfluss wird von den inneren Organen abgezogen, um verstärkt das Herz zu versorgen, aber auch die Extremitäten, Beine und Arme, die helfen zu fliehen oder zu kämpfen. Wir selbst sind zum Glück nur noch selten in so einer Situation, doch nehmen wir das Beispiel einer Gazelle: In dem Moment, wo sie die sich anpirschende Löwin wahrnimmt, ergreift sie die Flucht. Ihr Überlebensinstinkt mobilisiert alle Energiereserven in ihr. Stress peitscht ihren Organismus zu Höchstleistungen. Sie hat jetzt keine Zeit, sich um ihre Verdauung zu kümmern, wenn sie nicht ausgeweidet werden will. Das Gleiche gilt für die Löwin, wenn sie erfolgreich jagen will.

Unter Stressbedingungen wird ein Teil des vegetativen Nervensystems, nämlich der Sympathikus, stark aktiviert. Sein Überträgerstoff, das Noradrenalin, lähmt den Verdauungstrakt, da es die aktivierenden Mechanismen im Bauchhirn unterdrückt. Somit werden Magen-Darmbewegung und -sekretion heruntergefahren. Zusätzlich aktiviert der Sympathikus die Ausschüttung des Adrenalins aus der Nebenniere. Adrenalin hat dieselbe Wirkung wie das Noradrenalin.

Stress kann aber auch den gegenteiligen Effekt haben: Jeder von uns kennt das Phänomen des Stressdurchfalls. Der Gastroenterologe Thomas P. Almy hat dazu bereits in der Mitte des vergangenen Jahrhunderts folgendes Experiment gemacht: Er führte eine Enddarmspiegelung bei einem 24-jährigen gesunden Probanden durch und gab noch während der Untersuchung vor, dabei einen Tumor zu entdecken. In den folgenden 20 Minuten kam es zu verstärkter Durchblutung sowie intensivierter Sekretion und Darmbewegung – also nicht zu einer Lähmung wie bei dem Tierbeispiel (Bild 11).

Es ist bekannt, dass unter intensivem Stress im Gehirn das Stresshormon Corticotropin releasing factor (CRF) ausgeschüttet wird. Über die Blutbahn erreicht es unter anderem Immunzellen im Darm, aber auch das Bauchhirn. Dabei aktiviert es Bewegung und Sekretion des Darms und überspielt auf diese Weise die hemmende Wirkung des Sympathikus.

Was aber entscheidet im Körper, ob der Darm auf Stress mit Durchfall reagiert oder mit Lähmung? Die Gazelle und die Löwin müssen beide kurzfristig Energien mobilisieren. Diese schnelle Reaktion können nur Nerven garantieren. Länger andauernder Stress führt dazu, dass zusätzliche Stresshormone (CRF) das Bauchhirn erreichen können und den Sympathikus-Einfluss überspielen. Dann entleert sich der Darm.

Nicht nur, wenn es um Tod oder Leben geht, sondern in allen außergewöhnlichen Situationen schaltet der Körper seine übergeordnete Instanz, das Gehirn, ein. Jetzt reicht das Darmhirn nicht mehr. Uralte reflektorische Zentren im Gehirn werden aktiviert, wenn drastische Maßnahmen notwendig erscheinen: zum Beispiel das Brechzentrum. Auf sensorisch ausgelöste Empfindungen wie Ekel, auf Störungen des Gleichgewichts oder auch auf toxische Stoffe im Darm reagiert eine Region im Hirnstamm, nämlich das sogenannte Brechzentrum. Dieses aktiviert die Speicheldrüsen sowie die glatte Muskulatur des Bauches und des oberen Verdauungstraktes: Dabei dreht sich ausnahmsweise die Richtung des Nahrungsbreis um: Er wird vom Magen über die Speiseröhre wieder nach draußen befördert. Nahrung, die sich bereits im Darm befindet, wird durch heftige Kontraktionen zum Anus befördert, beschleunigt durch Elektrolyte und Wasser, beides von der Darmschleimhaut abgegeben.

Auch Hunger beziehungsweise Appetit und Sättigung sind wichtige Signale, an denen das Gehirn ganz wesentlich beteiligt ist. Denn nicht nur die Sinnesorgane spielen dabei eine wichtige Rolle. Bereits der Gedanke an ein Lieblingsessen führt dazu, dass die Speicheldrüsen aktiv werden. Augen und Nase tun ein Übriges, wenn ihnen entsprechende Reize geboten werden. Der Zustand des Hungers ist ein sehr komplexer, sonst wäre es schon längst gelungen, die Fettleibigkeit medikamentös erfolgreich zu behandeln. Am besten funktioniert noch das Verkleinern des Magens durch einen chirurgischen Eingriff. Das liegt daran, dass die Darm-Hirn-Achse und das Bauchhirn die Ausdehnung des Magens registrieren und ab einem bestimmten Punkt dem Gehirn signalisieren, dass er jetzt voll ist. Das Bauchhirn ist zwar für den Transport der Nahrung und einiges andere zuständig, es kann aber nicht die Nahrungsaufnahme stoppen – das muss das Gehirn entscheiden.

Steuerzentrale dafür ist der Hypothalamus. Dort liegt ein Hungerzentrum, das immer aktiv ist und über einen Hemm-Mechanismus ständig gebremst wird. Was letztlich den Hunger auslöst, ist nicht bis ins letzte Detail geklärt. Es könnte so sein, dass das Körpergewicht genetisch vorprogrammiert ist und der Organismus immer wieder danach strebt, das Zielgewicht – nach kurz- oder langfristiger Gewichtsveränderung – zu erreichen. Eine Stellgröße könnte dabei das Leptin sein, ein Peptidhormon, das im Fettgewebe gebildet wird und das Gehirn über die in den Fettdepots gespeicherte Energie informiert. Überschüsse werden in den Blutkreislauf freigesetzt. Im Gehirn hemmt Leptin die Nahrungsaufnahme. Besonders wichtig ist auch das Peptidhormon PYY, das im Darm ausgeschüttet wird. Es reguliert ebenfalls das Hungergefühl.

Das Umschalten von »hungrig« auf »satt« wird auf jeden Fall auch vom Blutzucker bestimmt. Über Glukose-Sensoren im Hypothalamus, in der Bauchspeicheldrüse und in der Leber wird dessen Konzentration gemessen und bei Absinken ein Hungergefühl ausgelöst. Nach der Normalisierung des Blutzuckerspiegels tritt ein Sättigungsgefühl ein. Es gilt inzwischen als gesichert, dass in der Nähe des »Hungerzentrums« im Gehirn auch ein Zentrum für Sättigung liegt.

Zusammengefasst: Kopfhirn und Bauchhirn sind strukturell und funktionell vergleichbar. Sie sprechen miteinander und hören aufeinander. Wenn die Verdauungsfunktionen mit dem Verhalten des gesamten Organismus koordiniert werden müssen – zum Beispiel bei Stress –, ist das Gehirn die übergeordnete Instanz. Das Bauchhirn ist aber in wesentlichen Aspekten autark. Heißt das auch, dass es höhere Funktionen wie Denken und Lernen übernehmen kann?

Kann der Darm lernen?

Denken – was ist das eigentlich? Selbst nach Jahrzehnten intensiver Hirnforschung hat die Wissenschaft zwar inzwischen ziemlich viele Funktionen in unseren Köpfen aufgeklärt und beschrieben, aber was Denken wirklich für ein Prozess ist, was es molekular bedeutet, das wissen wir immer noch nicht. Denken bleibt fürs Erste ein unerklärlicher Vorgang.

Wie können wir Denken beschreiben? Es ist die innere Beschäftigung mit Vorstellungen, Begriffen und Erfahrungen – mit dem Ziel, eine Erkenntnis zu erlangen. Bewusst wird dabei meist nur das Ergebnis. Denken kann spontan zum Beispiel durch Sinneseindrücke ausgelöst werden oder es wird abstrakt-konstruktiv entwickelt. Automatisches Denken verläuft dabei unbewusst, bewusstes Denken kann kontrolliert werden.

Wenn Denken aber nicht in jedem Fall Bewusstsein voraussetzt – könnte man dann sagen, dass auch das Bauchhirn »denkt«? Denn es lernt – es speichert Erfahrungen ab und hat sie beim nächsten Mal wieder parat. Lernen ist die Voraussetzung für Denken. Die viel wichtigere Frage ist deshalb zunächst: Kann der Darm lernen?

Selbst der Schimmelpilz als simpler Einzeller hat ein »Gedächtnis«. Er markiert bei der Nahrungssuche Areale chemisch, damit er sie nicht ein zweites Mal aufsucht. Also hat er mit einer Art ausgelagertem Gedächtnis die Fähigkeit entwickelt, seine Umgebung systematisch nach Nahrung abzusuchen. Welche Möglichkeiten hat da erst ein komplexes Gebilde wie das Bauchhirn?

Für die einfachste Form von Lernen braucht es ganz wenig. Das hat der Neurowissenschaftler und Nobelpreisträger Eric Kandel an der Aplysia gezeigt, einer Meeresschnecke, die ein sehr einfaches Nervensystem besitzt. Kandel zeigte, dass der Rückzugsreflex der Kiemen, ausgelöst von einer motorischen Nervenzelle, immer schwächer wird, wenn eine Sinneszelle wiederholt berührt wird. Das liegt daran, dass immer weniger Kalzium in die Synapse einströmt und damit weniger Botenstoffe ausgeschüttet werden. Wurde das Experiment über längere Zeit immer wieder durchgeführt, wurde irgendwann der synaptische Kontakt geringer: Die Schnecke gewöhnte sich an den Reiz. Man nennt das Habituation. Kandel konnte durch Reizung anderer Nerven auch eine Sensitivierung (Langzeitaktivierung = long term potentiation) des Reflexes auslösen. Grundlage von Lernen ist also sowohl Hemmung wie Aktivierung von Nerven.

Übertragen auf das Bauchhirn bedeutet das: Falls es lernen kann, müssten dabei neue Verschaltungen und Nervenbahnen aktiviert werden. Die komplexen Strukturen dafür sind vorhanden. Die adäquaten Reize im Magen-Darm-Trakt sind Wanddehnung und Schleimhautberührung. Der Neurogastroenterologe Terry Smith konnte zeigen, dass sie es sind, die den peristaltischen Reflex auslösen. Dabei führte die Wiederholung eines einzelnen Reizes zu einer Gewöhnung (Habituation), die

Wirkung schwächte sich also mit der Zeit ab. Gleichzeitig aber verstärkte sich die Reaktion auf den jeweils anderen Reiz (Potenzierung). Das bedeutet, dass neue Verschaltungen gebahnt wurden: Das Bauchhirn hat gelernt!

Einen weiteren Hinweis hierfür liefern Experimente, die eine zusätzliche Form der Potenzierung nachwiesen. Peter Holzer, Professor für Experimentelle Neurogastroenterologie in Graz, ließ im Labor in getakteten Abständen Flüssigkeit in ein Stück isolierten Darm fließen. Mit wachsendem Druck löste das Kontraktionen aus, die durch ein Medikament blockiert wurden. Beschleunigte man aber den Vorgang, verkürzte also die zeitlichen Abstände, dann begann der Darm, sich wieder zusammenzuziehen. Er »lernte«, der pharmazeutischen Manipulation zu widerstehen. Wenn ein Reiz also nicht nur wiederholt, sondern beschleunigt wird, »merken« sich die Synapsen der Netzwerke im Darm die Erfahrung und verstärken ihre Reaktion.

Anhaltende Beschwerden

Dass der Darm dieses Verhalten zeigt, kann erst dann als Lernen interpretiert werden, wenn Nerven im Bauch die auch im Gehirn nachgewiesenen typischen Lern- und Gedächtnismuster zeigen, zum Beispiel Langzeitpotenzierung. Genau dies wurde von dem australischen Neuroanatom John Barton Furness gezeigt: Als er in Analogie zur Hirnforschung im Bauchhirn Nervenzellen kurzfristig elektrisch stimulierte, blieben sie noch über Stunden übererregbar. Genau dies ist Langzeitpotenzierung – Grundlage von Lernen und Gedächtnis.

Die molekularen Mechanismen dieser Langzeitpotenzierung (Aktivierung von Proteinkinase und Phosphorylierung von Ionen-Kanälen) im Bauchhirn sind identisch mit vergleichbaren Vorgängen beim Lernen der Aplysia und in den hochentwickelten Nervenzellen des Hippocampus, einer Hirnregion, die bei uns Menschen für Lernen und Gedächtnis verantwortlich ist. Auch die chemischen Grundlagen der Langzeitpotenzierung, die beteiligten Botenstoffe und zellulären Prozesse, sind dieselben.

Die mögliche klinische Relevanz dieses Lernens zeigte sich in den 1980er Jahren, als der amerikanische Physiologe Jeffrey Michael Palmer an einem Infektionsmodell zeigen konnte, dass auch eine abgeklungene Infektion oder chemisch-toxische Entzündungen eine lang anhaltende Übererregbarkeit der Nerven hinterlässt. Das könnte erklären, warum Patienten noch lange nach Abklingen einer infektiösen Darmentzündung weiter an den Symptomen leiden. Man nennt das »postinfektiöses« Reizmagen- oder Reizdarmsyndrom.

Thomas hatte übrigens wegen solcher Fragen 1989 glatt den Mauerfall verpasst, weil er im Dienste der Wissenschaft in seinem Labor in den USA bis um vier Uhr morgens fasziniert einer zyklisch feuernden Zelle in einem Meerschweinchendarm zusah. Er wollte wie Palmer herausfinden, ob eine überstandene Trichineninfektion eine Langzeitpotenzierung auslöst, also letztlich, ob der Darm »lernen« kann.

Pawlow im Darm

Der nächste Schritt des Lernens ist die klassische Konditionierung – Lernen durch Assoziation, wie das der russische Physiologe Pawlow mit seinen berühmten Hunde-Experimenten gezeigt hat. Die Tiere reagierten auf die Gabe von Futter mit

Speichel. Das wurde mit einem Licht- oder Tonsignal kombiniert. Wurde das Futter nach einiger Zeit weggelassen, lösten die Signale dennoch die Sekretion aus.

Eine klassische Konditionierung setzt voraus, dass – wenn man einen Sensor stimuliert – ein normalerweise damit nicht verbundenes Nervennetz zur Reaktion gebracht werden kann. Wenn man also einen Fühler der Aplysia-Schnecke leicht berührte, dort, wo die Augen sitzen, dann würde sie ihren Fühler einziehen. Wenn man nun die Berührung mit einem Lichtimpuls kombinierte, dann müsste bei einer erfolgreichen Konditionierung nach einer Weile das Licht allein ausreichen, um den Rückzugsreflex auszulösen – ohne dass die Schnecke berührt wird. Dieser Vorgang müsste sich bei einer Wiederholung außerdem beschleunigen. Mehrere Studien haben tatsächlich gezeigt, dass sich die Aplysia-Schnecke auf diese Weise konditionieren lässt. Und wir haben gesehen: Das Bauchhirn hat mindestens die gleichen Voraussetzungen wie die Aplysia.

Wir glauben, dass gastrointestinale Symptome (wie Übelkeit, Durchfall oder Bauchschmerzen) in bestimmten Fällen Folge eines solchen Lernprozesses sein können. Ein Beispiel, um das deutlich zu machen: Patienten, die sich einer Chemotherapie unterziehen müssen, reagieren oft mit Übelkeit auf die Medikamente. Diese ist so unangenehm, dass bald schon die Begleitumstände der Chemotherapie zum Auslöser von Übelkeit oder zumindest Aversionen werden, zum Beispiel Geruch und Geschmack des davor eingenommenen Essens. Solche gelernten Reaktionen könnte es auch im Bauchhirn geben. So sehen wir manchmal, dass Reizdarm-Patienten ohne Beschwerden durchschlafen, aber beim Klingeln des Weckers – der die Anforderungen des Alltags ankündigt – sofort Krämpfe bekommen.

Gezieltes Lernen?

Die nächste Stufe von Lernen (nach Habituation, Langzeit-Potenzierung und Pawlowscher Konditionierung) wäre eine »instrumentelle Konditionierung«. Darunter versteht man das Lernen durch Belohnung oder Bestrafung. Ein Beispiel: Normalerweise löst Dehnung Kontraktionen aus (siehe peristaltischer Reflex, Seite 37). Tritt im Darm eine Engstelle auf, kommt es zunächst davor zu verstärkten Kontraktionen und Dehnungen, um das Hindernis zu überwinden. Gelingt das nicht, erschlafft der Darm, um sich nicht selbst zu schädigen. Das Bauchhirn schüttet hemmende Transmitter aus. Der Druck lässt nach. Dies ist zunächst ein akuter Schutzmechanismus, eher ein Reflex. Würde er zukünftig generell, auch ohne ein solches Hindernis auftreten, könnte dies als Hinweis auf instrumentelles Lernen gedeutet werden. Das ist bislang aber nicht gezeigt worden.

Die Sensoren im Bauchhirn messen kontinuierlich die Muskelspannung. Wird diese durch Krämpfe erhöht, sorgen sie dafür, dass hemmende Botenstoffe die Spannung lösen. Nichts anderes machen Medikamente – Spasmolytika. Kann das Bauchhirn auf ähnliche Weise lernen, auch Schmerzen zu vermeiden? Zunächst einmal weiß es gar nicht, was »Schmerz« bedeutet. Schmerz ist die Bewertung von speziellen Nervenimpulsen von Nozizeptoren (Schmerzsensoren) durch das Gehirn. Das Bauchhirn ist allerdings an der Entstehung beteiligt, da Schmerzfasern in der Darmwand sehr sensibel auf jede Änderung in ihrem Umfeld reagieren. Liegt eine akute Entzündung im Darm vor, dann werden diese Nozizeptoren sensibilisiert, so dass die Kontraktionen des Darms als schmerzhaft empfunden werden. Umgekehrt hat das Bauchhirn die Fähigkeit, durch gezielte Entspannung der Muskulatur die Aktivierung der Schmerzsensoren zu verhindern. Diese können auch direkt durch Botenstoffe, die das Bauchhirn produziert, ruhiggestellt oder auch umgekehrt verstärkt werden. Das Gehirn hat dabei nur die Aufgabe, das Verhalten zu steuern – also für eine Ruhigstellung des Körpers zu sorgen – und über eine sympathische Aktivierung den gesamten Magen-Darm-Trakt ruhigzustellen.

Reiz-Reaktionen

Das Bauchhirn kann somit für sich selbst dazulernen. Dafür spricht auch die Tatsache, dass sich zwei unterschiedliche Reize gegenseitig verstärken, also potenzieren lassen. Wenn man die Darmschleimhaut an einer Stelle abwechselnd sanft berührt und dann die Darmwand dehnt, löst man einen Reflex aus, der stärker ist als die Reaktion auf einen einzelnen Reiz. Wenn man dann aber einen der beiden Reize weglässt, bleibt die Verstärkung dennoch über Stunden erhalten, als könnten sich die Nervennetzwerke an den zweiten Impuls »erinnern«.

Vom Immunsystem wissen wir, dass es Erfahrungen speichert und daraus lernt: Nach einer Darminfektionen zum Beispiel bewahrt der Darm auch nach Abklingen der akuten Phase seine Alarmbereitschaft gegenüber dem Erreger – mitunter über viele Jahre und auch, wenn keine Spuren mehr davon da sind. Die chemische Information des Eindringlings wurde gespeichert. Die Synapsen bleiben wachsam und sind jederzeit bereit, verstärkt Transmitter zur gezielten Abwehr eben dieses Reizes auszuschütten. Das scheint Folgen für den Darm zu haben: Im Tierexperiment sieht man nach solchen Infektionen häufig Reizdarm-Symptome wie Hyperaktivität des Darms und erhöhte Empfindlichkeit.

Prospektive Studien – das sind solche, bei denen man gezielt nach einem Tatbestand sucht – belegen diese Beobachtung auch beim Menschen: 30 Prozent derjenigen Personen, die eine typische Reise-Diarrhoe, also eine heftige Durchfallerkrankung mit Fieber, durchgemacht haben, leiden nach sechs Jahren noch an Unwohlsein im Bauch, obwohl der Erreger längst nicht mehr im Körper gefunden werden kann.

Welche Rolle spielt dabei das Bauchhirn? Die Nachwehen einer Darminfektion könnten auf einer klassischen Immunreaktion beruhen – zum Beispiel darauf, dass versteckte Entzündungsherde im Körper zurückbleiben, Mastzellen, Makrophagen und Lymphozyten auf den Plan rufen und eine Kette von Reaktionen in Gang setzen. Das hat sich bisher nur vereinzelt belegen lassen. Interessanterweise zeigen einige dieser Patienten eine Erhöhung der Zahl enterochromaffiner Zellen – das sind Spezialisten in der Schleimhaut des Dünndarms, die Hormone und Transmitterstoffe produzieren, unter anderem Serotonin, das die Darmbewegung anregt. Die Zunahme enterochromaffiner Zellen wird zwar durch das Immunsystem getriggert, kann aber auch unabhängig von Entzündungen auftreten.

Die Frage, was nun zu den Darmsymptomen führt – das Nervensystem, die Muskeln oder die Immunabwehr –, lässt sich nur so beantworten: Es ist der gesamte Darm im Zusammenspiel aller seiner Faktoren (Bild 9). Und es ist tatsächlich naheliegend, dass es sich bei einigen funktionellen Erkrankungen, für die man bisher keine organischen Ursachen gefunden hat, um »Lernstörungen« im Bauchhirn handelt.

Aufregende Erkenntnisse

Bis vor Kurzem ging die Wissenschaft davon aus, dass die Folgen von Stress auf das Bauchgehirn nur so lange anhalten, wie sie durch das Kopfhirn unterhalten werden. Eine Studie an der McMaster-Universität in Kanada stellte diese Annahme jedoch auf den Kopf: Mäuse, die man durch Einschränkungen ihrer Bewegung gestresst hat, zeigen typische Motilitätsstörungen. Diese Stressfolgen – im Dünndarm weniger, im Dickdarm mehr Motorik – bleiben auch dann noch erhalten, wenn der Darm vom Körper getrennt wurde und nur noch in der Petrischale existiert. Das bedeutet: Das Bauchhirn hat diese Erfahrung gespeichert.

Ein ebenso aufregendes Experiment wurde von René van den Wijngaard von der Universität Amsterdam an Ratten durchgeführt: Deren Junge wurden, in einem Alter, als sie noch gesäugt wurden, täglich eine Stunde von ihrer Mutter weggenommen – das versetzte die Tiere in Angst und Not. Diese negative Erfahrung aber, zeigte sich, blieb im Organismus gespeichert, auch als die Jungtiere erwachsen waren: Sie reagierten weiterhin sensibel auf Stress, und zwar mit Beschwerden wie beim Reizdarm-Syndrom. Ihre Bauchmuskulatur verkrampfte sich und die Tiere zeigten Anzeichen von Schmerzen.

Und das – jetzt wird es interessant – wurde sogar vererbt! Dieses Muster fand man noch in der nachkommenden Generation – ein Hinweis darauf, dass die Aktivität stressrelevanter Gene über Generationen verändert wurde. Dieses epigenetische Phänomen (zeitweilige Beeinflussung der Genaktivität ohne Mutation) funktioniert auch im positiven Sinne – bei der Entwicklung von Mutterliebe.

Warum, so fragt man sich, werden solche Erfahrungen als Verhaltensmuster konserviert? Man hat zum Beispiel chemische Substanzen, Mediatoren, aus der Dickdarmwand der Rattenkinder isoliert und auf normale Nervenzellen übertragen. Das veränderte bei diesen Zellen Proteine, die für die Übertragung des elektrischen Impulses auf die Muskelzellen wichtig sind. Bei den gestressten Tieren zeigte sich, dass die Darmnerven überdurchschnittlich erregbar waren. Dieses Phänomen basiert auf epigenetischen Veränderungen in der Darmwand.

Wir sehen also, dass der Darm bestimmte Erfahrungen zu speichern scheint. Kann es auch umgekehrt so sein, dass er etwas »vergisst«? Ein Hinweis auf das Verlernen beim Menschen ist, dass die Reizdarmsymptomatik nach einer überstandenen Darminfektion mit der Zeit immer seltener wird: Sechs Monate nach der Erkrankung sind noch dreißig Prozent der Patienten betroffen, viereinhalb Jahre später aber nur noch fünf.

Kann also eine Darmerkrankung mit einem Verlust von Funktionen und Fähigkeiten zusammenhängen? Ja, ein ganz simples Beispiel ist der Verlust von Nerven im Bauchhirn im Alter (siehe Seite 85) und die damit einhergehenden Funktionsstörungen.

Kein Darm-Bewusstsein

Die Beziehung zwischen dem Gehirn und dem Darm lässt sich nicht einfach als hierarchisch beschreiben (Bild 10): Das Gehirn ist nicht der Kontrolleur des Darms. Das Verhältnis der beiden ist komplizierter: Der Darm nämlich kann mehr als simple Reflexe produzieren – wie etwa den Patellarsehnenreflex: Wenn der Arzt bei einer körperlichen Untersuchung mit einem Hämmerchen auf den Punkt unterhalb der Kniescheibe klopft, dehnt er den Quadrizeps, der sich daraufhin zusammenzieht, und das Kniegelenk streckt sich.

Bei der Dehnung im Darm ist das nicht so einfach: Sie führt zunächst einmal zu einer peristaltischen Kontraktion. Wenn aber die Dehnung zu stark wird, sorgt das Bauchhirn dafür, dass vermehrt hemmende Botenstoffe ausgeschüttet werden, die dann die Muskulatur erschlaffen lassen. Dies ist ein wichtiger schützender Mechanismus, da der Darm sich sonst durch zu starke Kontraktionen selbst schädigen würde. Dieses Phänomen wurde um 1900 schon von Paul Trendelenburg am isolierten Darm beobachtet. Je langsamer ein Darmsegment gedehnt wurde, desto später wurde der peristaltische Reflex ausgelöst. Im Extremfall kommt es gar nicht zu einer Muskelkontraktion, sondern zu einer langsam sich verstärkenden Erschlaffung der Muskulatur. Dieser Vorgang spielt zum Beispiel bei der Nahrungsaufnahme eine wichtige Rolle: Der Magen passt sich so an das Volumen an.

Wir fassen also zusammen: Der Darm besitzt die molekulare Ausstattung für Lernen und Gedächtnis. Er kann grundlegende Informationen verarbeiten. Er kann konditioniert werden. Er kann lernen und Gelerntes auch verlernen. In der Praxis könnte das bedeuten, dass Beschwerden im Verdauungssystem nicht die Folge neuer krank machender Einflüsse sein müssen, sondern vielleicht einfach bedeuten, dass normale physiologische Funktionen – wie Peristaltik oder Sekretion – »verlernt« wurden. Im Gegensatz zum Kopf jedoch kann das Bauchhirn nicht reflektieren, abstrahieren oder neue Lösungen für alte Probleme finden. Es hat kein Ich-Bewusstsein.

Das Bauchgefühl

Bleibt noch die Frage nach dem berühmten Bauchgefühl, dem »gut feeling«. Hat der Darm Einfluss auf Gefühle und auf Entscheidungen im Kopfgehirn? Und wenn ja – gibt es dazu ein biologisches Korrelat? Der Bauch beeinflusst die intuitiven Entscheidungsprozesse über die Darm-Hirn-Achse und Mediatoren. Aber die »Schmetterlinge« im Bauch sind immer noch Gefühle im Kopf, die dann auf den Bauch projiziert werden.

Was ist die Funktion des Darms? Man könnte jetzt einfach sagen, der Darm hat Nahrung aufzuarbeiten, Energie zu gewinnen und den Rest zu entsorgen. Aber er ist zum Beispiel auch eine »smarte« Barriere zwischen innen und außen, wo entschieden wird, was der Körper annimmt und was er ablehnt. Ist das alles?

Wenn wir den Antworten auf diese Fragen auf die Spur kommen wollen, müssen wir zuvor noch klären, welche weiteren Faktoren – zum Beispiel Geschlecht, Alter, Mikrobiota oder Umweltfaktoren – Einfluss auf den Verdauungstrakt und das Bauchhirn nehmen.

3. Das Universum des Bauches

Der kleine Unterschied

Frauen denken anders. Über Jahrhunderte war die auf Männer beschränkte Wissenschaft überzeugt, dass das weibliche Geschlecht nicht nur ein kleineres Gehirn habe, sondern auch eines, das aufgrund seiner nervösen Struktur mehr für den Haushalt und allenfalls die Künste geschaffen sei als für ernsthaftes Nachdenken. Das Beispiel zeigt, dass die Interpretation physiologischer Geschlechtsunterschiede (»Sex«) immer auch von kulturell und sozial definierten Geschlechterrollen (»Gender«) beeinflusst war und ist.

Jedenfalls durften Frauen, erst nachdem die Emanzipation ihren Status erheblich verbessert hatte, nun auch selbst darüber laut nachdenken, ob ihr Gehirn wirklich anders sei als das der Männer. Fakt ist: Frauen haben ein besseres Gedächtnis, Männer mehr Orientierungssinn, Frauen mehr Verknüpfungen zwischen den Hemisphären, Männer innerhalb der Hirnhälften.

Interessante Unterschiede beim Placeboeffekt fand Paul in einem seiner Experimente: Placebos sind die kleinen grünen (oder roten oder blauen) Pillen, die wie Medikamente aussehen, aber keinen Wirkstoff enthalten – sie werden bei fast allen Medikamentenprüfungen eingesetzt. Wenn man wissen will, warum sie dennoch oftmals wirken, kann man dies im Labor bei freiwilligen Versuchspersonen überprüfen. In diesem Fall wurden Männer und Frauen in einen Drehstuhl gesetzt, um Übelkeit zu erzeugen – dann wurden stark nach Zimt schmeckende Placebos gegeben, in einem Fall mit der Information, dass dies die Übelkeit verstärkt (Suggestion), im anderen Fall ohne Informationen, aber an verschiedenen Tagen mehrfach hintereinander (Konditionierung). Dabei zeigte sich, dass Männer eher auf die Suggestionen reagierten, Frauen eher auf die Lernerfahrung (Konditionierung). Der Alltag scheint dies zu bestätigen: Männer leben eher im Hier und Jetzt und reagieren vornehmlich auf aktuelle Informationen, Frauen übertragen immer auch ihre Lernerfahrungen in die Gegenwart.

Und wie ist das beim Bauchhirn? Dass sich das Auftreten von Magen-Darm-Erkrankungen in auffallender Weise bei Männern und Frauen unterscheidet, weiß jeder Arzt. Doch wenig ist darüber bekannt, woran das eigentlich liegt – am Körper oder an der Einstellung zu ihm? Frauen haben eine bessere Körperwahrnehmung, unter anderem, weil sie durch die Rhythmen ihres Monatszyklus oder dann durch die Veränderungen der Wechseljahre dazu gezwungen werden. Symptome wie Bauchweh kennen sie von der Pubertät an. Übelkeit verbinden sie eher mit einer Schwangerschaft als mit einer Partynacht. Sie gehen häufiger zum Arzt als Männer, weil sie gesundheitsbewusster sind. Und ihr Lebensstil ist ein anderer, er ist weniger risikofreudig als der männliche – Versicherungen schätzen und honorieren dies.

Risiko Mann

Dass achtzig Prozent der Tumoren der Speiseröhre bei Männern gefunden werden, könnte zum Beispiel an deren höherem Alkoholkonsum liegen und dem Reflux, unter dem sie häufiger leiden, einem der Risikofaktoren für diesen Krebs. Sie erkranken auch fünfmal häufiger an Barrett-Ösophagus, einer Gewebeveränderung der Speiseröhre. Warum aber tragen Männer mehr Polypen im Dickdarm – vielleicht liegt es daran, dass sie mehr Fleisch essen?

Von der Fruchtfliege weiß man, dass nach der Paarung ein bestimmter Darmabschnitt der weiblichen Fliege zu wachsen beginnt und die Fettsynthese steigt – just in time sozusagen. Auslöser sind Stammzellen in dieser Region. Der Sinn der Darm-Verlängerung ist vermutlich, dass nun besonders viele Proteine und Fett aus der Nahrung gewonnen werden, um die Produktion der Eier zu fördern. Von der Fruchtfliege bis zum Menschen ist es ein weiter Weg – aber immerhin sind diese die Fettsynthese steigernden Gene die gleichen, die auch bei schwangeren Säugern hochreguliert werden.

Andere Auffälligkeiten scheinen genetisch getriggert zu sein. So machen Männer zwei Drittel der Patienten mit primär sklerosierender Cholangitis aus, einer seltene Gallenwegserkrankung. Ähnlich ist es bei einer gar nicht so seltenen Fehlbildung des Darms: dem Hirschsprung-Syndrom. Diese lebensbedrohliche Spastik durch fehlende Nervenzellen entsteht zwischen der 7. und 12. Schwangerschaftswoche. Die betroffenen Kinder – eines von 5000 – müssen gleich nach der Geburt operiert werden. Die Krankheit ist genetisch bedingt und assoziiert mit dem Y-Chromosom: Daher sind viermal häufiger männliche Säuglinge betroffen.

Frauen haben einen stärkeren Schutz vor einem Rückfluss von Magenflüssigkeit in die Speiseröhre, weil ihr Ösophagus-Sphinkter, der Schließmechanismus zum Magen hin, besser abschließt. Dafür leiden Frauen häufiger an Gallensteinen sowie Gluten- oder Laktoseunverträglichkeit.

Die Altersverteilung all dieser Krankheiten und Symptome zeigt, dass Frauen in vielerlei Hinsicht bis zu den Wechseljahren anscheinend stärker geschützt sind als Männer. Vieles wird pauschal den Sexualhormonen zugeschrieben, ohne dass es dafür wirkliche Belege gibt. Neunzig Prozent der Patienten mit primär biliärer Zirrhose, einer seltenen Immunkrankheit der Leber, sind hingegen weiblich. Frauen haben einen etwas längeren Dickdarm (was allein allerdings nicht die längere Passagezeit und die höhere Neigung zur Verstopfung erklären kann) und einen kürzeren Analkanal, der dadurch und durch die Traumata bei einer Geburt (Dammschnitt, Dammriß) ein höheres Risiko trägt, nach einer Geburt oder im höheren Alter Inkontinenz auszulösen.

Bauchhirn im Kopf

Als Thomas und Paul in den 1980er Jahren anfingen, sich für die Verarbeitung von Darmreizen im menschlichen Gehirn zu interessieren, machten sie erstmals Anleihen an neurologische Techniken (wie die Ableitung evozierter Potenziale und die sogenannte transkranielle Magnetstimulation). Das Ziel war, den »Homunkulus« (das Abbild des Körpers und seiner Organe auf der Oberfläche des Gehirns) um einen »viszeralen Homunkulus« zu erweitern – die viszeralen Organe waren im klassischen Homunkulus der Neurochirurgen Penfield und Rasmussen (1950) nicht ausgewiesen.

Aber erst bildgebende Verfahren – funktionelle Magnetresonanztomographie (fMRI), Positronen-Emissions-Tomographie (PET), Magnetencephalographie (MEG) – haben es in den 1990er Jahren und später erlaubt, die Hirnareale genauer zu lokalisieren, in denen Reize aus dem Magen-Darm-Trakt verarbeitet werden (Bild 3). Erst dies hat ermöglicht zu zeigen, dass es Areale gibt, die spezialisiert sind auf viszerale Reize. Dass Reizdarm-Patienten überempfindlich sind, was ihren Verdauungstrakt angeht, das hat eine biologische Entsprechung im Kopfhirn. Wir wissen inzwischen auch, dass – anders als bei Schmerzen an der Körperoberfläche – Darmschmerzen erheblich mehr emotionsverarbeitende Areale im Gehirn aktivieren. Der Darm wird bei Männern und Frauen im Gehirn gleich abgebildet, aber Signale aus dem Darm werden dabei anders verarbeitet – zumindest wird die Aufmerksamkeit, die Frauen ihrem Bauch schenken, anders verschaltet: Emotionale Regionen spielen dabei eine noch wichtigere Rolle, und Frauen schenken ihrer Leibesmitte mehr Aufmerksamkeit (sind aber nicht schmerzempfindlicher!).

Grundsätzlich unterscheidet sich die zentrale Reizverarbeitung bei Männern und Frauen. Bei Männern, so zeigen Brain Scans, ist etwa Hunger besonders stark mit Emotionen verknüpft. Nach dem Essen empfinden sie ein höheres Maß an Belohnung als Frauen. Bei anderen Reizen aus dem Magen-Darm-Trakt zeigt dagegen das Gehirn von Frauen eine andere Gewichtung der »Matrix«, die aktiviert wird: mehr emotionale Anteile. Dazu passt, dass im Gehirn von Frauen weniger Serotonin gebildet wird, und sie auf Schwankungen des Serotoninspiegels stärker reagieren. Ob dies auch die höhere Prävalenz der Depression bei Frauen erklärt, muss noch offen bleiben.

Die Erfahrung, dass die Bauchregion mit Schmerz verbunden ist, wird früh im Bewusstsein verankert, vermutlich mit der Erfahrung der ersten Regelblutung, und diese Bedeutung bleibt erhalten, zeigt doch deren Ausbleiben an, dass eine Schwangerschaft vorliegen könnte. Das Gleiche gilt für das

Symptom Übelkeit: Die generelle Empfindlichkeit für Übelkeit induzierende Reize (von der Reisekrankheit im Auto bis zur Chemotherapie) ist zwischen Männern und Frauen gleich, aber die Bereitschaft, das mitzuteilen, ist in aller Regel bei Frauen größer. Einen spannenden Unterschied fand Paul in einem Experiment, bei dem Männer und Frauen vermeintliche Drehreize erfuhren (Vektion, eine Art optischer Täuschung: statt der Eigendrehung dreht sich die Umgebung um die Person, wie das vermeintliche Anfahren des eigenen Zuges, wenn auf dem Nachbargleis der Zug anfährt): Männer konnten die Drehreize besser im Sitzen ertragen, Frauen besser im Liegen.

Bauchschmerzen sind – wie auch Übelkeit – generell ein sehr subjektives Empfinden: Menschen nehmen sie unterschiedlich wahr. Das Nervensystem ist in diesem Bereich nicht präzise genug, um dem Gehirn den genauen Ort des Schmerzes anzuzeigen. Selbst bei lokal begrenzten Störungen können die Patienten nur diffuse Bauchschmerzen als Symptom angeben. Diese sogenannten »viszeralen Schmerzen« sind daher auch, anders als Schmerzen auf der Haut oder in Muskeln und Knochen, von bedrohlicherem Charakter und allein aus diesem Grund schon höher emotional »aufgeladen«. Im Alltag von Patienten mit Bauchschmerzen drückt sich dies oft als diffuse Angst vor einer Krebserkrankung aus und hat, wenn sie länger andauern, oft Angst und Depression zur Folge, typische Begleitsymptome eines Reizdarmsyndroms.

When I am sixty-four …

Im Laufe eines durchschnittlichen Lebens passieren etwa dreißig Tonnen Nahrung und etwa 50 000 Liter aufgenommene Flüssigkeit den Darm – hinzu kommen Hormone, Neurotransmitter-Substanzen, Bakterien mit ihren Stoffwechselprodukten, Medikamente, Sauerstoffradikale … Der Darm leistet Mammutarbeit, kein Wunder, dass seine Funktionen mit der Zeit nachlassen.

So baut das Nervensystem – wie auch das im Gehirn – mit der Zeit ab. Unter dem Mikroskop zeigen sich regelrechte Löcher im Plexus myentericus, dem äußeren neuralen Netzwerk des Bauchhirns. Betroffen sind vor allem die cholinergen Nervenzellen, die für die Erregung der Muskulatur zuständig sind. Das reduziert die Beweglichkeit des Darms. Ältere Patienten werden deshalb häufiger als der Durchschnitt wegen Bauchschmerzen, Übelkeit oder Erbrechen, Verstopfung, Inkontinenz und Schluckstörungen in eine Klinik eingewiesen. Auch Refluxsymptome nehmen zu, weil der Druck des Schließmuskels zum Magen hin nachlässt.

Das sensorische Nervensystem lässt im Alter ebenfalls nach. So merken viele Menschen ihre Magen-Darm-Störungen gar nicht mehr. Reflux und verminderte Speisenröhrenbewegungen bleiben häufig unbemerkt. Vor allem bei bettlägerigen Menschen in Alten- und Pflegeheimen bergen Schluckstörungen das Risiko, dass Teile der Nahrung »aspiriert« werden, also in die Atemwege gelangen und Lungenentzündungen auslösen. Im klinischen Alltag ist es jedoch nicht immer einfach herauszufinden, ob Störungen von altersbedingten Veränderungen kommen oder ob sie eine Folge von zunehmenden Begleiterkrankungen (zum Beispiel durch Medikamenteneinnahme) sind.

Chaos des Alterns

Wenn im Alter Magen- oder Dünndarmstörungen der Motilität auftreten, zieht das eine Reihe anderer Probleme nach sich. Zum Beispiel kann das zu einer verminderten Entspannung des Magens (Fundus und Antrum) führen. Kombiniert mit einer verzögerten Magenentleerung, zum Beispiel durch Fett, führt das zu früher Sättigung, dyspeptischen Beschwerden wie Aufstoßen oder auch zu mehr Reflux.

Die Vorstellungen über ein normales, also physiologisches Altern des Magens beziehungsweise Dünndarms beim Menschen haben sich in den vergangenen Jahren grundlegend geändert. Während früher vermutet wurde, dass alle komplexen Strukturen im Magen-Darm-Trakt gleichzeitig altern, weiß man heute, dass dies bezogen auf den Zeitverlauf und die Region im Magen-Darm-Trakt sehr unterschiedlich sein kann. So ist die Magensäuresekretion im Alter unverändert, während eher die schützenden Faktoren wie die Schleim- und Bikarbonatsekretion oder die Prostaglandinausschüttung und auch die Regenerationsfähigkeit der Schleimhaut vermindert sind. Im Gegensatz hierzu wird im Dünndarm die mukosale Integrität mit regelrechter Peristaltik, Schleimhautaufbau und membranständigen Enzymen durch das Alter kaum beeinflusst, so dass die Balance zwischen Proliferation der mukosalen Stammzellen, Zellverlust und Erneuerung erhalten bleibt. Lediglich der duodenale Schleimhautbesatz mit Laktase nimmt mit dem Alter ab, ist aber aufgrund der fehlenden Symptomatik ohne klinische Relevanz.

Die klinisch relevanten altersabhängigen Veränderungen im Magen und Dünndarm sind also eher Folge von im Alter zunehmenden äußeren Einflüssen, auch von Medikamenten (PPI, NSAID), auf die der Magen durch altersabhängige intrinsische

Veränderungen mit Abnahme protektiver Faktoren verstärkt anspricht (»pathologisches Altern«). So ist die hohe Prävalenz der chronisch atrophischen Gastritis bei älteren Menschen im Wesentlichen durch die altersabhängige Zunahme der Helicobacter-pylori-Infektion mit Entwicklung einer chronisch atrophischen Gastritis, konsekutiven Motilitätsveränderungen beziehungsweise Symptomen (Übelkeit, Dyspepsie, Erbrechen) bedingt. Die verminderte gastrale Säurebarriere, die unter einer Protonenpumpenhemmer-Langzeittherape auftritt, kann auch das Risiko einer bakteriellen Dünndarmfehlbesiedlung erhöhen und zusätzlich zu Meteorismus, Bauchkrämpfen, Durchfall und Malassimilation führen.

Ein Teil der Ursachen liegt also nicht im Verdauungssystem selbst, sondern hängt auch damit zusammen, dass ältere Menschen sich weniger bewegen, anders essen, ihr Stoffwechsel reduziert ist und sie mehr Medikamente schlucken. Aber all das kann nicht darüber hinwegtäuschen, dass das Nervensystem altert – im Bauch wie im Gehirn, und auch die Achse, die beide verbindet. Mit einer Umstellung des Lebensstils können jedoch viele Veränderungen kompensiert werden, etwa durch eine Umstellung der Ernährung auf kleinere und bekömmlichere Mahlzeiten, vermehrte körperliche Aktivität, die Behandlung von Begleiterkrankungen, ausreichende Flüssigkeitszufuhr oder Verringerung der Medikamente, wo es möglich ist.

Das Altern des Darms scheint einem Programm zu folgen – und das setzt schon im Alter von etwa zwanzig Jahren ein! Die einzelnen Abschnitte folgen jedoch eigenen Rhythmen. Die Muskelzellen ändern sich in anderem Tempo als die Schleimhaut und Krypten des Darms, ihre Vertiefungen, die für die große Oberfläche verantwortlich sind. Die Cajal-Zellen, die als Mittler zwischen dem autonomen Nervennetz und den

Muskelzellen fungieren, nehmen in anderer Geschwindigkeit ab als die Glia, die Stützzellen des Nervengewebes. Ein Trost ist: Insgesamt ist der Neuronenverlust geringer als beim Gehirn.

Während eine veränderte Kommunikation innerhalb des Netzwerkes (Lernstörungen) nur subtil fassbar ist, macht sich der massive Verlust von Nervenzellen als neuro-degenerative Erkrankung bemerkbar. Kann der Darm auch dement werden? Ja, er kann: Veränderungen, die mit Alzheimer und Parkinson in Verbindung gebracht werden, existieren auch im Bauchhirn – dabei stellt sich die spannende Frage, ob sie nicht sogar dort ihren Anfang nehmen. Doch davon mehr später (siehe Seite 164).

Essen und Evolution

Paläo-Diät oder Vegan – es kursieren viele Ideologien rund um das Essen. Der moderne Mensch ist ein Alles-Esser – die Frage aber, was unsere »natürliche« Ernährung eigentlich ausmacht, wird je nach akademischen Moden immer wieder anders beantwortet. Was ist wissenschaftlich gesichert? Unsere engsten Verwandten, die Primaten, haben sich in den Baumkronen eine ökologische Nische erobert und sich dort, unter den Bedingungen des Nahrungsangebots, physiologisch entwickelt: mit Greifhänden, die nach Zweigen angeln konnten, und mit Augen, deren ausgeprägtes Farbsehen und Tiefenwahrnehmung die Suche nach Früchten und frischen Blättern erleichterte. Gleichzeitig halfen soziale Entwicklung und Lernvermögen, die Suche nach Nahrung zu optimieren.

Affen sind Vegetarier, aber wenn sie in den Baumkronen auf Insekten oder andere Kleinsttiere stoßen, sind sie keine Kostverächter, denn diese Beute enthält Proteine, die aus Pflanzen nur mühsam zu gewinnen sind. Einzelne Affenstämme haben je nach Lebensraum unterschiedliche Verdauungssysteme ausgebildet, die ihnen zum Beispiel erlauben, harte Blätter und deren Zellulose zu verdauen. Andere Primaten aber sind neue Wege gegangen: Sie haben sich auf eine sehr selektive Suche nach hochwertigen Nahrungsmitteln spezialisiert und dabei besonders soziale Fähigkeiten und ein leistungsfähigeres Gehirn entwickelt.

Haben ähnliche Ernährungszwänge auch die Evolution des Menschen beeinflusst? Einer der ersten Hominiden, der Australopithecus, lebte vor mehr als 4,5 Millionen Jahren in Afrika. Er ging bereits aufrecht, doch sein Gehirn war nicht viel größer als das der heutigen Menschenaffen. Er besaß kräftige Backenzähne zum Zermalmen von Pflanzenteilen. In der folgenden Eiszeit jedoch machten viele der geschlossenen tropischen Wälder einer offenen, baumbestandenen Savanne Platz. Der Australopithecus starb aus – vielleicht weil er mit den damals sich rasch entwickelnden Huftieren um die pflanzliche Nahrung konkurrieren musste.

Das Gehirn des darauf folgenden Homo habilis war schon deutlich größer, und in der Folgezeit entwickelte es sich immer weiter – bis hin zu dem des anatomisch modernen Menschen. Die Basis dafür aber war eine besondere Fähigkeit der Primaten: sich an Ernährungsanforderungen mit immer besseren Gehirnleistungen und verändertem Sozialverhalten anzupassen. Als die Beschaffung von wertvoller Pflanzennahrung aus klimatischen Gründen immer schwieriger wurde, begannen die frühen Hominiden mehr und mehr Fleisch zu essen und in Arbeitsteilung unterschiedliche Nahrung zu jagen und zu sammeln.

Die amerikanische Anthropologin Katharine Milton hat das Verdauungssystem von Primaten mit dem des Menschen verglichen. Dabei zeigte sich, dass auch der Mensch immer noch für ein Leben in den Baumkronen ausgelegt ist, da er mit Hilfe von Bakterien Ballaststoffe aus Früchten verdauen kann. Aber auch Affen fressen zum Beispiel Insekten, wenn Früchte saisonal knapp sind. Dann beschleunigt sich auch ihre Darmpassage. Das Gehirn des Menschen ist in hohem Maße durch seine Fähigkeit gefördert worden zu jagen und dabei möglichst energiereiche, faserarme Nahrung aufzutreiben. Sein Verdauungssystem hat sich angepasst.

Was bewirkt Fasten?

Jede Änderung in unserem Nahrungsverhalten hat körperliche und psychische Folgen. Gegen Ende des Zweiten Weltkriegs führte die Universität von Minnesota in den USA an 36 Freiwilligen eine Hungerstudie durch. Ziel war, die Folgen der zu erwartenden Hungerkatastrophe im kriegsgebeutelten Europa zu verstehen und Wege der Aufbauernährung zu testen. Nach 24 Wochen extremer Kalorienreduktion hatten die Probanden im Schnitt ein Viertel ihres vorherigen Körpergewichts verloren. Das Experiment zeigte aber auch, dass Fasten zu deutlichen Veränderungen vieler Körperfunktionen führt.

Bereits nach einem Tag des Hungerns werden die Zuckerreserven in der Leber abgebaut: Der Körper wird mit Stresshormonen wie Adrenalin und Cortisol geflutet. Er beginnt, Eiweiß aus Verdauungstrakt und Muskulatur zu verstoffwechseln. Nach 15 Stunden ohne Nahrung beginnt der Fettabbau im Körper, um die Energieversorgung von Herz und Hirn zu sichern: Dabei entstehen Ketone, bei Fastenden werden sie als Mundgeruch auffällig.

Fasten als freiwilliger Nahrungsverzicht ist Teil religiöser Praktiken in allen Teilen der Welt. Ist es ein dem Körper fremder Vorgang, der nur kulturell überformt wird? In der Tierwelt ist es das vorrangige Ziel, Nahrung aufzunehmen – das kann fast rund um die Uhr geschehen, wie bei vielen Wiederkäuern, oder nur alle paar Wochen wie beim Krokodil. Wenn Tiere »fasten«, geschieht das, weil die Umweltbedingungen sie dazu zwingen – den Braunbären zum Beispiel, der sich in den Winterschlaf begibt, weil das Nahrungsangebot knapp wird, oder den Skorpion, der sich vor der Kälte des Winters in eine todesgleiche Starre flüchtet. Bei manchen Tieren schaltet die Verdauung quasi auf »langsam« um, um große körperliche Strapazen auszuhalten, bei denen sie nicht fressen können – etwa bei der Pfuhlschnepfe, die jeden Winter von Alaska ans andere Ende der Welt fliegt, nach Neuseeland. Für die 11700 Kilometer braucht sie neun Tage, die sie ohne jede Nahrungsaufnahme zurücklegt! Betagte Aale schwimmen, ohne zu fressen, 6000 Kilometer von Europa aus durch den Atlantik in die Sargassosee, um dort ein letztes Mal abzulaichen und dann zu sterben. Ihr Verdauungssystem bildet sich davor zurück. Und Zecken kommen bis zu zwei Jahre ohne Nahrung aus, bis sie endlich einen Wirt finden, bei dem sie Blut tanken können: Danach paaren sie sich, legen Eier und sterben.

Freiwilliges Fasten ist in der Tierwelt jedoch unbekannt. Stattdessen bestimmen Nahrungskonkurrenz und Futterneid das tägliche Leben. Auch beim Menschen ist Essen ein soziales Ereignis. Nahrungsänderungen wie bestimmte Diäten (Veganismus) oder Fasten (Heilfasten) haben einen hohen emotionalen Wert – aber eine geringe wissenschaftliche Grundlage.

Dies zeigt sich auch in dem besonders hohen Placebo-Effekt bei Ernährungsstudien. In einer großen Studie an über 4000 Berlinern führten fast 35 Prozent der Teilnehmer nahrungsbedingte Beschwerden an. Aber nur bei 3,6 Prozent der Probanden ließen sich tatsächlich Unverträglichkeiten oder Allergien bestätigen.

Berichte über positive Auswirkungen eines »therapeutischen« Fastens basieren im Wesentlichen auf Ergebnissen in Experimenten mit Zelllinien. Deren Übertragung auf das Organ, geschweige denn den Menschen, erscheint uns eher fraglich. Bestätigt ist dagegen, dass eine kalorische Unterversorgung in Grenzen bei verschiedenen Tieren zu einer Verlängerung der Lebenszeit führt.

Wann ist man satt?

Im Prinzip ist der menschliche Organismus jedenfalls darauf eingerichtet, regelmäßig Nahrung zu sich zu nehmen. In welchem Rhythmus und wie viel, das wird vom Gehirn kontrolliert und von den verschiedensten Einflussfaktoren gesteuert. Die Natur hat verschiedene Signalschleifen in den menschlichen Organismus eingebaut, die vor allem darauf abzielen, Energie- und damit auch Gewichtsverlust zu verhindern.

Im Hypothalamus liegt neben einem »Hunger-« auch ein »Sättigungszentrum«. Die beiden sind, trotz ihrer unterschiedlichen Funktion, über ein Netz von Botenstoffen miteinander verbunden. Die ersten Sättigungsimpulse sendet der Magen aus, wenn er von der aufgenommenen Nahrung gedehnt wird. Diesen Reiz registrieren Mechanorezeptoren und leiten ihn an das Gehirn weiter. Dass dieses Signal eine wichtige Rolle spielt, zeigt die Tatsache, dass Operationen, die den Magen verkleinern, bisher ein erfolgreiches Mittel sind, um schwerst übergewichtige Menschen dazu zu bringen, weniger zu essen. Über Fasern des Vagus, die den Umfang des Magens anzeigen, signalisiert das im Dünndarm synthetisierte Hormon Cholecystokinin (CCK) dem Gehirn, dass ein Verdauungsprozess im Gang ist. CCK verlangsamt auch die Magenentleerung, falls die enzymatischen Prozesse einem überreichen Nahrungsangebot nicht hinterherkommen. Auf Grund dieser Wirkungen fungiert CCK auch als Sättigungshormon.

Komplexe Regelkreisläufe

Parallel dazu werden weitere Chemorezeptoren in Darm und Leber aktiviert, welche die Zusammensetzung der Nahrung analysieren. Das Gehirn registriert mit ihrer Hilfe, wie viel Energie gerade aufgenommen wird. Die Signalstärke der Magendehnung allein reicht also nicht.

Eine der zentralen Steuergrößen des Stoffwechsels ist der Blutzucker. Er wird über Glukose-Sensoren im Hypothalamus, in der Bauchspeicheldrüse und in der Leber gemessen. Glukose ist der Brennstoff für die Zellaktivität. Sinkt der Glukose-Spiegel, bekommen wir Hunger. Je mehr Zucker im Blut kursiert, desto mehr Insulin wird von der Bauchspeicheldrüse in den Blutkreislauf ausgeschüttet, um den Zucker in die Zellen zu schleusen.

Einerseits fördert Insulin so die Speicherung von Energie in Muskel und Fettgewebe, andererseits bindet es aber auch im Hypothalamus an spezifische Rezeptoren und hemmt dort mittelfristig das Hungergefühl, um die Energieaufnahme nicht überhandnehmen zu lassen. Glukose-Sensoren mit identischen Eigenschaften gibt es ebenso im Bauchhirn: Wahrscheinlich reagieren sie ebenfalls auf den Zuckerspiegel und steuern die lokale Verdauungstätigkeit. Auch die vagalen Sensoren der Darm-Hirn-Achse sprechen auf Glukose an und führen so wahrscheinlich über das Gehirn zu einer Verlangsamung der Magenentleerung.

Das Hormon Ghrelin, das in der Magenschleimhaut und in der Bauchspeicheldrüse produziert wird, fördert Hunger. Nach dem Essen sinkt der Spiegel des Peptidhormons ab, was den Wunsch nach Nahrung schwinden lässt. Ebenfalls wichtig ist das Leptin, ein Botenstoff, der über das Ausmaß der Fettdepots die Energiereserven im Körper anzeigt. Je größer die sind, desto mehr Leptin wird ausgeschüttet und dämpft dann über den Hypothalamus ebenfalls das Hungerzentrum. Das Leptin aktiviert dabei auch Nerven des Bauchhirns, weil Fettzellen dicht neben seinen Nerven liegen.

Die Nährstoffe der Nahrung werden normalerweise in der ersten Hälfte des Dünndarms resorbiert. Wenn die überfordert ist, und große Mengen Nährstoffe den letzten Teil des Dünndarms (Ileum) erreichen, dann greift die sogenannte »ileal brake« – die Ileumbremse. Botenstoffe führen dann zu einer Verringerung der Nahrungsaufnahme, zur Verlangsamung und zu einem stärkeren Sättigungsgefühl. Aus dem Grund macht es Sinn, bei Schwerstgewichtigen über operative Eingriffe einen Teil der Nährstoffe direkt in den unteren Dünndarm zu leiten, und so eine Gewichtskontrolle zu erreichen.

Die appetitsteigernde Wirkung von Cannabis ist bekannt. Cannabis-Extrakte werden deshalb in der begleitenden Tumortherapie, bei Aids und in der Palliativmedizin eingesetzt. Rezeptoren für Cannabis gibt es im Bauch- wie auch im Kopf-

Bild 1:
Wer hat das Sagen: Darm, Hirn, Bauchhirn, Hirn-Darm, Darm-Hirn?

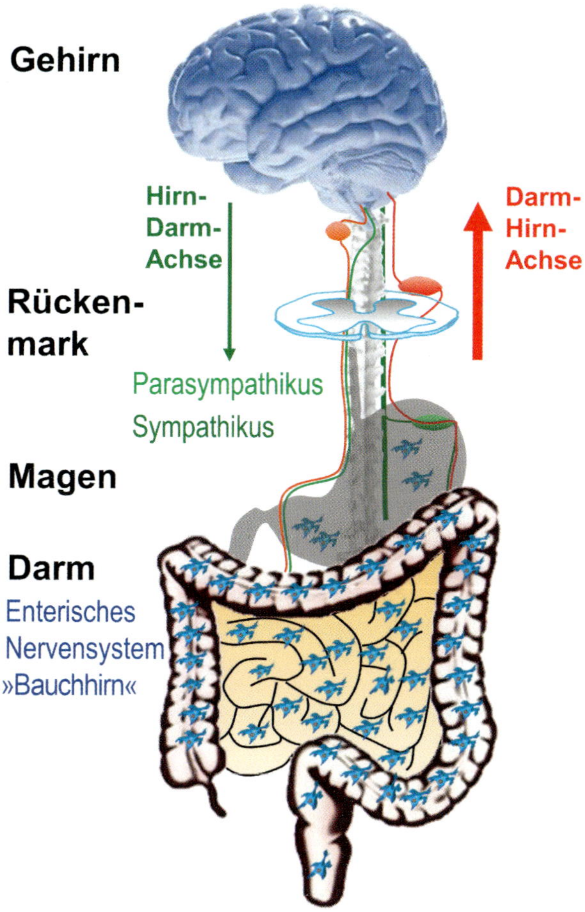

Die anatomischen Mitspieler in der Kommunikation der beiden Nervenzentren: Das Bauchhirn (enterisches Nervensystem, ENS), das in den Wänden von Speiseröhre, Magen, Dünn- und Dickdarm zu finden ist, reguliert zunächst die Magen-Darmfunktionen autonom. Nervenstränge verbinden den Darm mit dem zentralen Nervensystem (Rückenmark und Gehirn). Die Mehrzahl der Nerven in diesen Strängen nehmen Signale aus dem Darm wahr. Nur zehn Prozent des Austausches laufen über Sympathikus und Parasympathikus zurück an den Darm und werden im Bauchhirn weiter verarbeitet.

Bild 2:

Wenn alle Brünnlein fließen ...

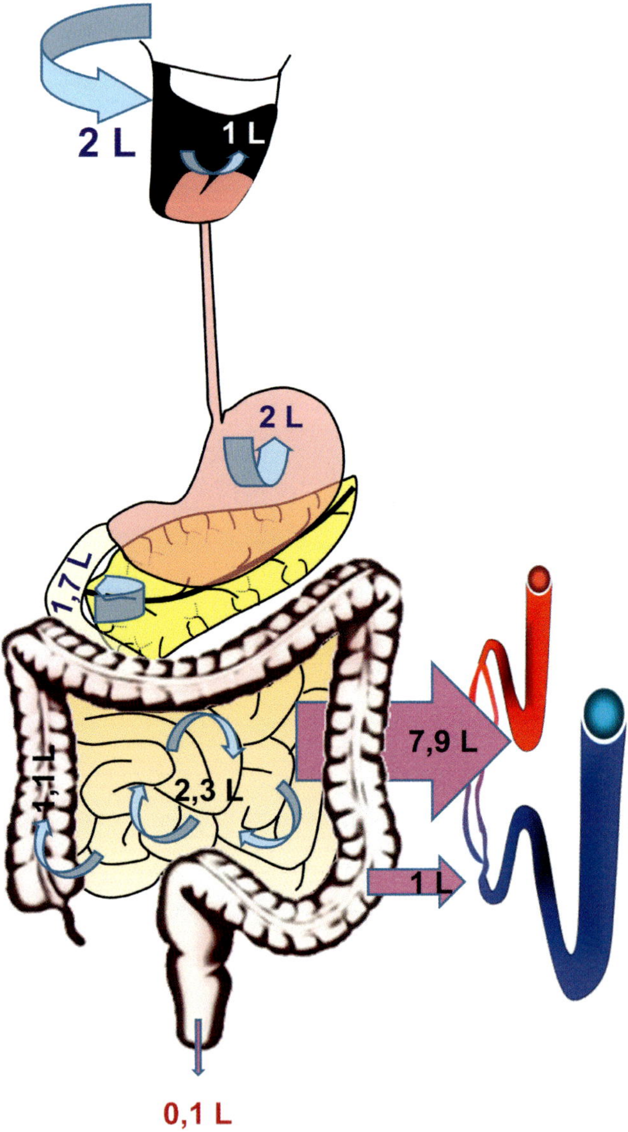

Von 9 Litern Flüssigkeit resorbiert der Darm circa 90 Prozent. Wir verlieren nur 0,1 Liter über den Stuhl (das sind gerade mal 2000 Tropfen Wasser).

Der Mensch nimmt (ohne die Trinkmenge) im Durchschnitt mit der Nahrung 2 Liter Flüssigkeit auf. Im Verlauf des Verdauungsprozesses kommen etwa 7 Liter Flüssigkeit hinzu (Speichel: 1 Liter; Magensaft: 2 Liter; Galle: 0.7 Liter; Pankreassaft: 1 Liter; Dünndarmsekret: 2.3 Liter), Von diesen insgesamt 9 L Flüssigkeit holt sich der Dünndarm etwa 90% zurück, einen weiteren Liter holt sich der Dickdarm: das nennt man »Rückresorption« und schützt den Körper vor Flüssigkeitsverlust. Wir verlieren so nur 0,1 Liter über den Stuhl (das sind gerade mal 2000 Tropfen Wasser).

Bild 3:
Von der Zappelphysiologie zur höheren Nerventätigkeit

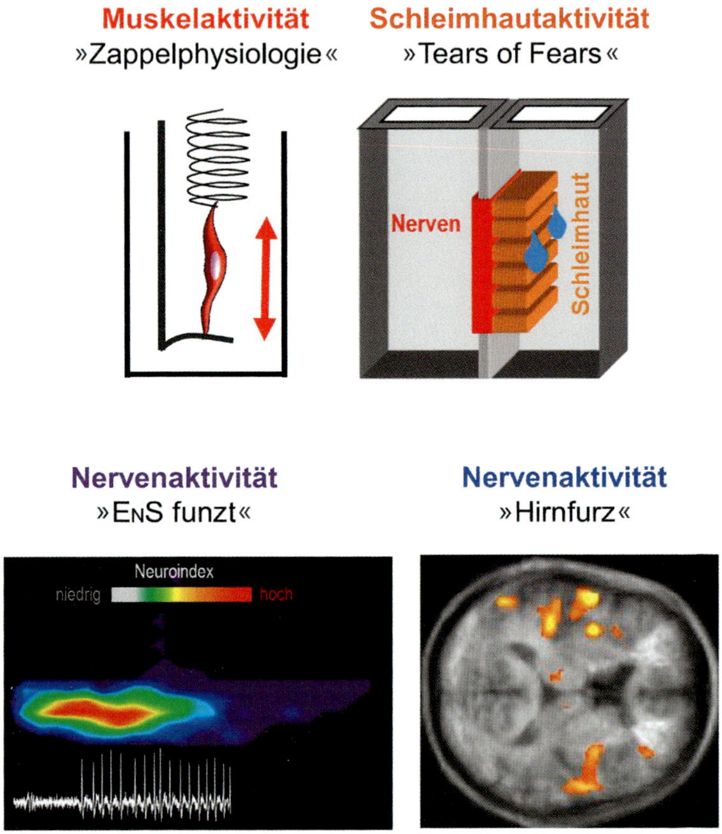

»Zappelphysiologie« nennen wir die Aufzeichnung der Kontraktion von Muskelzellen in einem Organbad; Iwan P. Pawlow erhielt 1904 den Nobelpreis in Medizin für seine Arbeiten zur Physiologie der Verdauungsdrüsen, die Grundlage seiner Theorie der »höheren Nerventätigkeit« (1908).

Die durch ein Nervengeflecht ausgelöste Muskelaktivität lässt sich in einem Organbad darstellen (erstes Bild). Wie aktiv die Schleimhaut ist, wird über ihre Fähigkeit zur Sekretion gemessen – anhand elektrischer Ströme. Eine Technik (zweites Bild) verdanken wir dem dänischen Physiologen Hans Henriksen Ussing. Macht man die durch Dehnung erzeugte Nervenaktivität in einem Ganglion sichtbar (drittes Bild, aus Michaels Labor) kann man sehen wie´s »funzt«. Wenn man den analen Schließmuskel elektrisch stimuliert, kann man das sogar an der elektrische Erregung im Kopfhirn messen (Untersuchung in Paul's Labor)

Bild 4:

Ich hab den Farbfilm nicht vergessen, Nina!

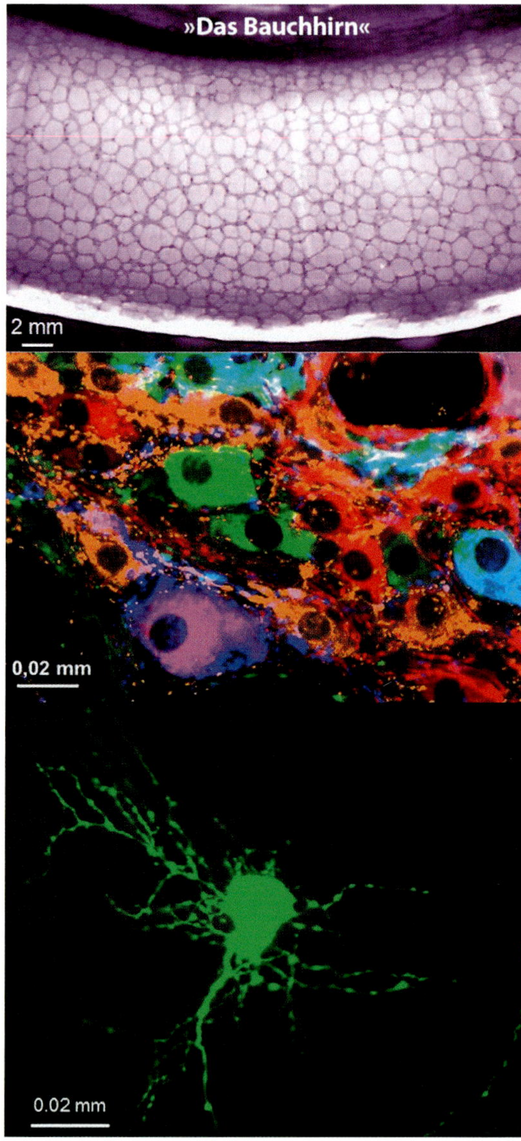

Nach einem Lied von Nina Hagen, Punk-Ikone der DDR: »Du hast den Farbfilm vergessen, mein Michael«

Eingefärbte mikroskopische Aufnahmen von Nervenzellen (aus dem Labor von Michael): oben das Bauchhirn in der Aufsicht auf die Darminnenwand. Man erkennt die filigranen Strukturen des enterischen Nerven-Netzwerkes (Bauchhirn). Der Zoom (Mitte) auf einen der vielen Knoten gibt in 100-facher Vergrößerung den Blick auf die vielen Zellen eines Nervenstrangs (Ganglion) frei. Die Färbungen zeigen an, dass sie unterschiedliche Botenstoffe bilden. Die filigranen Fortsätze einer einzelnen Nervenzelle (unten) sind Dendriten, über die sie Signale aufnimmt. Der etwas dickere Fortsatz unten links ist ein Axon, das die aufgenommenen Informationen zur nächsten Zelle weiterleitet.

Bild 5:

Ruhe vor dem Sturm: Gewitterzentrum im Bauchhirn

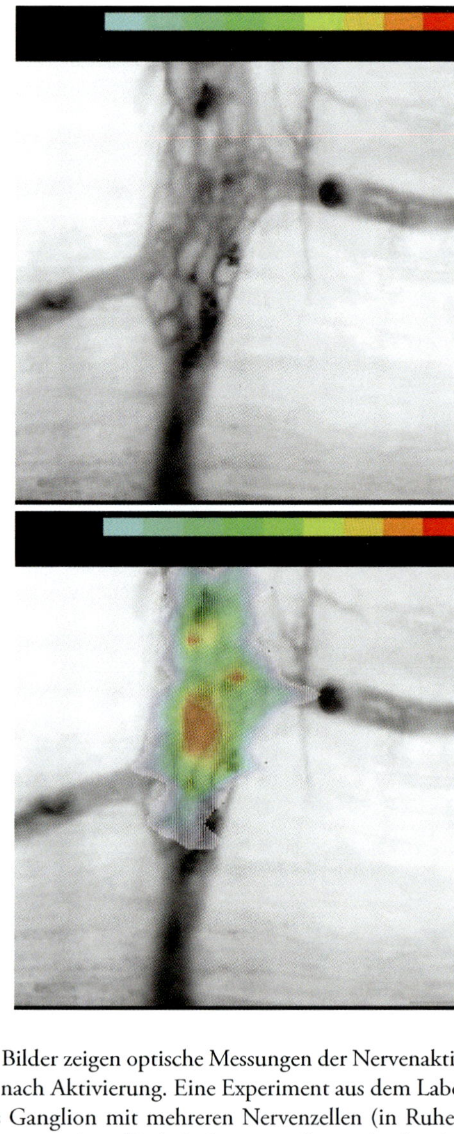

Diese beiden Bilder zeigen optische Messungen der Nervenaktivität im Bauchhirn vor und nach Aktivierung. Eine Experiment aus dem Labor von Michael: Ein einzelnes Ganglion mit mehreren Nervenzellen (in Ruhe oben) ist elektrisch stimuliert worden. Ähnlich der Darstellung, die für Gehirnaktivitäten verwendet werden, kann man die Aktivität durch Farben abbilden: Rot ist stark, grün nur schwach aktiv.

Bild 6:
Ganz schön was los in der Darmwand …

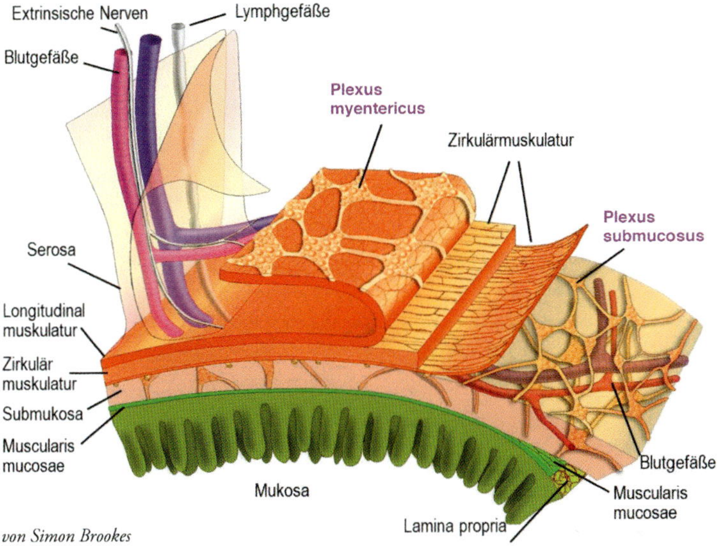

von Simon Brookes

Das Bild stammt von unserem australische Kollegen und Freund, Simon Brookes, dem wir für die Überlassung danken.

Die Anatomie des Bauchhirns:

Zwischen Schleimhaut-Untergewebe (Submukosa) und zwei Muskelschichten (längs-verlaufende Longitudinalmuskulatur, quer-verlaufende Zirkulärmuskulatur) liegen mehrere netzartige Schichten von Nervenzellen (sogenannte Plexus). Sie werden über Blutgefäße und Lymphgefäße versorgt. Die Muskulatur wird durch Signale des Plexus myentericus gesteuert, die Schleimhaut, das Immunsystem und andere Zellen in der Submukosa durch Signale des Plexus submucosus gesteuert. Entlang den Blutgefäßen verlaufen Fasern der Darm-Hirn- bzw. Hirn-Darm-Achse. Die Schleimhaut (Mukosa) schützt das Bauchhirn vor direktem Kontakt mit dem Darminhalt, der aus Nahrung, Ballaststoffen, aber auch aus Bakterien, Viren und anderen Substanzen aus der Umwelt besteht. Sie lässt nur das in das Blut, was verträglich ist.

Bild 7:

Ich seh Dir in die Augen, Kleines …

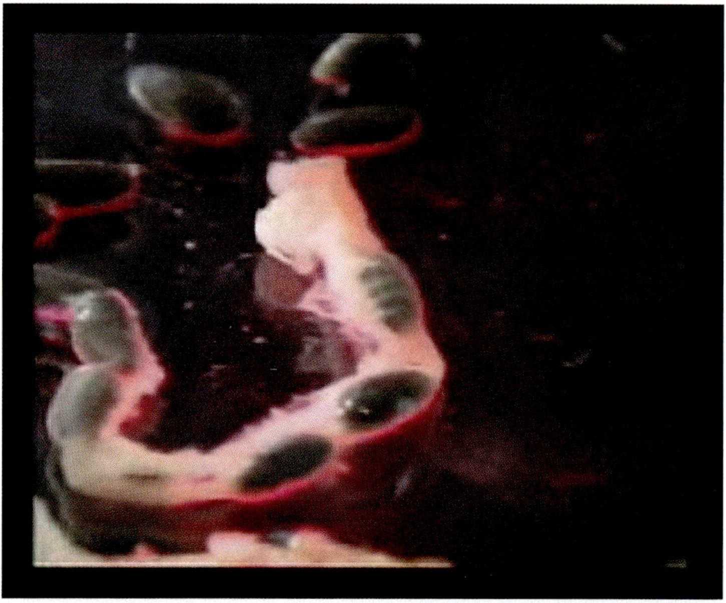

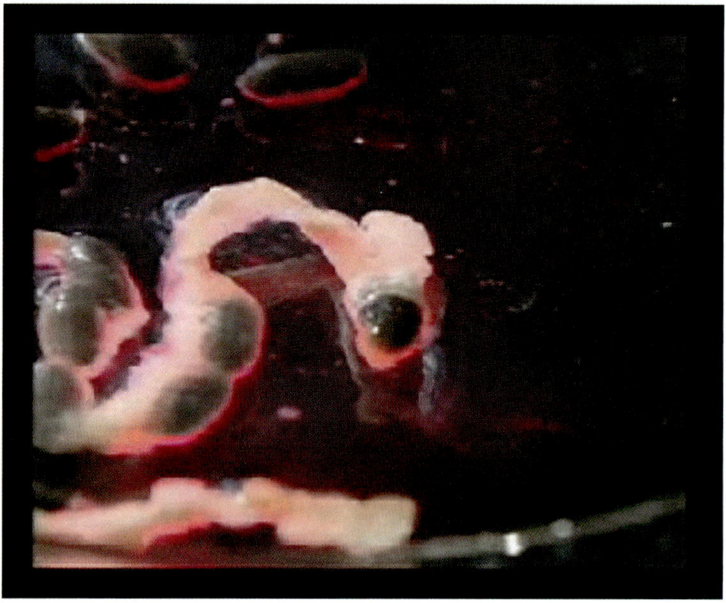

Zwei Standbilder aus einem Video eines Meerschweinchen-Darms (aus dem Labor von Michael Schemann): Er liegt in einer Petrischale mit Nährlösung und erfüllt, obwohl er vom Körper des Tieres isoliert ist, trotzdem seine Funktion. Noch tagelang lebt er weiter und transportiert seine Kot-Köttel in Richtung eines imaginären Afters. Für diese wichtige Aufgabe braucht er kein Gehirn. Er weiß, wo es langgeht …

Bild 8:

Wenn's Darmhirn blitzt, der Köttel flitzt!

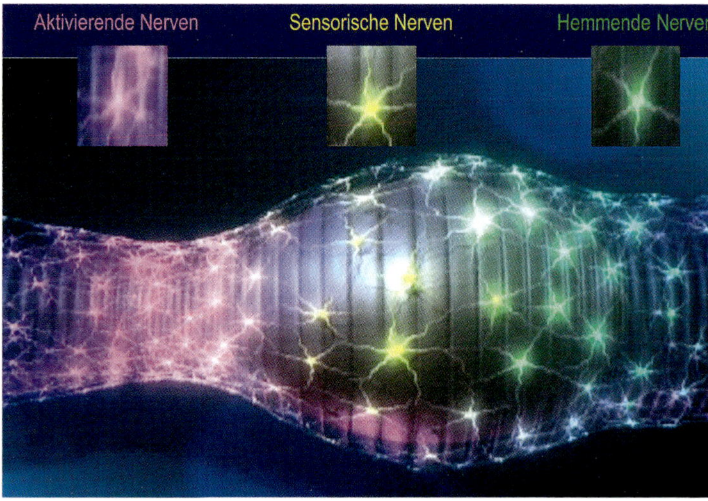

Standbild aus einer Video-Animation (https://youtu.be/BQhPDHy47aw) des peristaltischen Reflexes (aus dem Labor von Michael): Wenn ein Köttel die Darmwand an einer Stelle dehnt, werden dort sensorische Nervenzellen aktiv (gelb). Sie aktivieren weitere Nerven hinter und vor dieser Stelle (rot und grün). Wo der Köttel schon vorbei ist, ziehen sich die Muskeln zusammen, während die Nerven unterhalb der gedehnten Stelle (rechts) die Muskeln des Darms entspannen – der Bolus kann einige Zentimeter weiterrutschen. Dabei löst er erneut den peristaltischen Reflex aus, und alles wiederholt sich. Wenn die Mahlzeit kalorienreicher ist, verlangsamt sich der Weitertransport, um mehr Nährwert herauszuholen.

Bild 9:
Alles hängt mit Allem zusammen (AHAZ), aber: Alles wird gut!

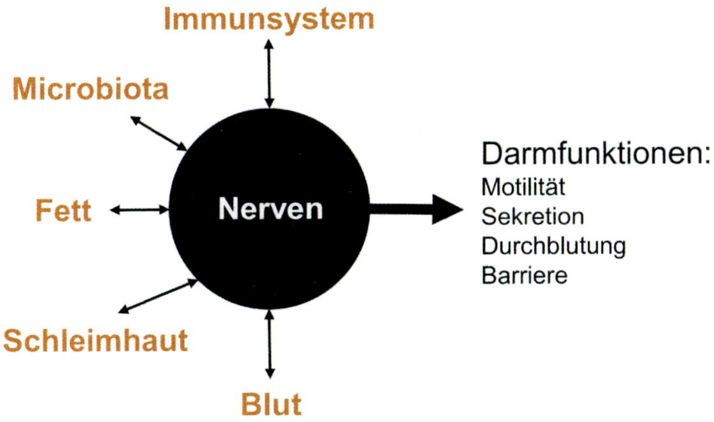

AHAZ nannten Spötter den Versuch der Frankfurter Schule der Philosophie, die Komplexität der Gesellschaft in einfache Formeln zu fassen. »Alles wird gut …« war die Schlusspointe in Nina Ruges ZDF-Boulevardmagazin »Leute heute«, 1997-2007.

Die Nerven des Bauchhirns vernetzen Informationen aus dem Immunsystem, der Mikrobiota, dem Fettgewebe, der Darmschleimhaut und dem Blut. Sie sind der zentrale Motor und Mittler der Verdauung.

Bild 10:

Noch Wissenschaft, schon Kunst, oder beides?

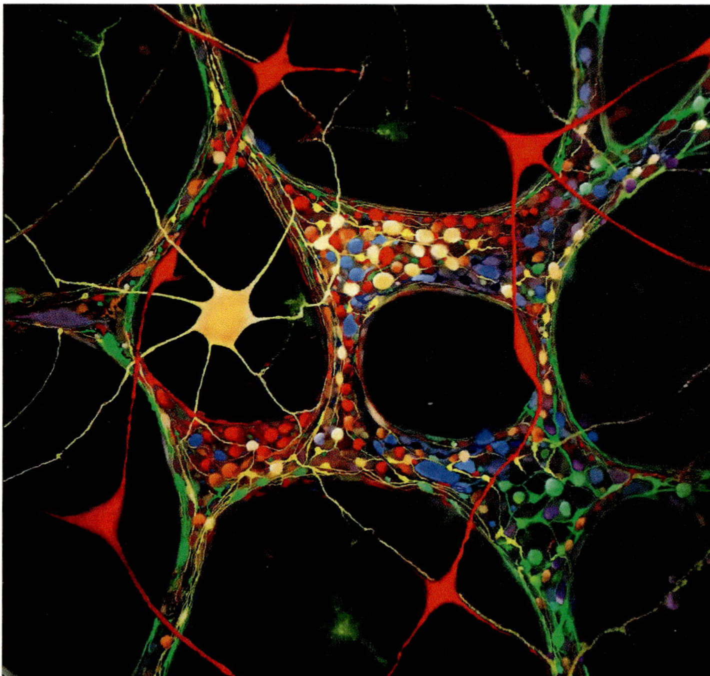

Dieses Bild ist eine Gemeinschaftsarbeit von Michael und Thomas, ein weiteres Bild befindet sich auf der Rückseite des Buches (hinter den Autoren): Ein Ganglion des menschlichen Bauchhirns mit vielen unterschiedlich eingefärbten Nervenzellen aus dem Labor von Michael wurde von »Thomas dem Maler« in Öl auf Leinwand gebracht und ziert – mit vielen anderen – seine Klinikräume.

Bild 11:
Wirklich nur geträumt, Nena?

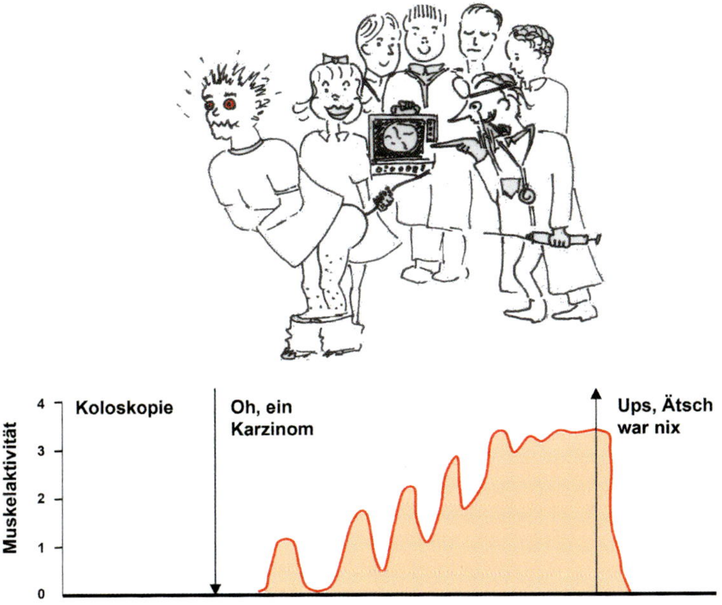

Das wird sich der Proband in diesem Versuch auch gewünscht haben: »Ich hab heute nichts versäumt, denn ich hab nur von Dir geträumt« (Nena, 1982)

Bei einem Versuch des Gastroenterologen Thomas P. Almy wurde dem armen Probanden erzählt, dass man ein Krebsgeschwulst in seinem Darm entdeckt habe - um die durch den Stress ausgelöste intensive Darmaktivität zu beobachten. Almy war ein weitsichtiger und zu seiner Zeit fortschrittlicher Gastroenterologe, zeitweilig Präsident seiner Fachgesellschaft. Doch in den Anfängen der Neurogastroenterologie wurden Experimente durchgeführt, die heute von keiner Ethik-Kommission mehr genehmigt würden – eine Forschungsethik gibt es erst seit weniger als 50 Jahren.

Bild 12:

Warum Serotonin doch glücklich macht: Eppur si muove!

G. Galilei

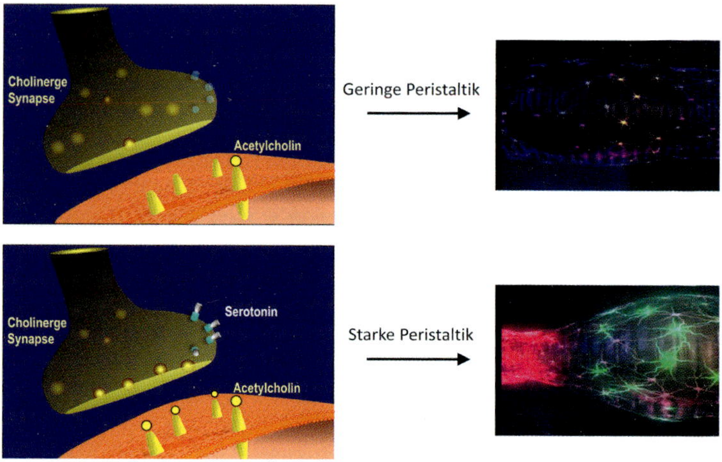

Der Ausspruch Galileis, der, auf die Erde bezogen, im Deutschen mit »und sie bewegt sich doch!« übersetzt wird, heißt im Englischen »but it does move« und ist damit dem Italienischen näher. »Eppur si muove« ist das Motto der Europäischen Gesellschaft für Neurogastroenterologie

Modell des Botenstofftransfers:

Nervenimpulse werden elektrisch oder über Botenstoffe weitergegeben. So führt Serotonin an den Nervenenden (Synapsen) dazu, dass Acetylcholin freigesetzt wird: Dies stimuliert die Peristaltik, da es sowohl die Kontraktion als auch die Hemmung der Muskulatur anregt. Serotonin macht also nicht nur im Kopf, sondern auch im Darm glücklich. Aber nicht, weil es in das Kopfhirn gelang (das tut es nicht, s. Seite 160ff), sondern weil es den Stuhlgang erleichtert – oder, um es mit dem amerikanischen Satiriker Josh Billings (1818–1885), zu sagen: *»A good reliable set of bowels is worth more to a man than any quantity of brains.«*

hirn. Der Darm verfügt nämlich auch über körpereigene »Endo«-Cannabinoide. Sie aktivieren Botenstoffe, die im Darm die Wirkung des Sättigungshormons CCK (siehe Seite 94) verringern und über die Darm-Hirn-Achse die Ausschüttung von appetitanregenden Botenstoffen aktivieren. Weitere Einflüsse auf Erkrankungen des Bauchhirns werden erforscht.

Was macht hungrig?

Hunger hat mehr als nur einen Auslöser und mehrere Botenstoffe, die ihn antreiben oder bremsen. Eine Rolle spielt auch die Körpertemperatur, die durch die Außentemperatur beeinflusst wird. Sinkt die Körperwärme ab, versucht der Organismus, sie durch Aufnahme von Nahrung wieder zu erhöhen. Dass weitere Umweltfaktoren eine Rolle spielen können, dafür spricht ein Beispiel aus der Tierwelt: Beim Pinguin wird die Nahrungsaufnahme über die Menge der Proteine kontrolliert, die er verzehrt hat. Denn seine Muskelkraft muss ausreichen, um von der Brutkolonie bis zum Meer und zum nächsten Fisch zu gelangen.

In unserer Überflussgesellschaft, in der man rund um die Uhr essen kann, ist echter Hunger seltener geworden. Vermutlich ist das, was wir umgangssprachlich so nennen, eine Mischung aus all diesen Einflussfaktoren. Und häufig ist es vor allem Appetit – ein psychischer Zustand des Verlangens, der durch Sinneswahrnehmungen wie Sehen, Riechen und Schmecken stimuliert wird und durch solche Reize im Gehirn konditioniert, also gezielt ausgelöst werden kann.

All you can eat

Wie wir alle von uns selbst wissen, müssen wir nicht hungrig sein, um essen zu können, und wir können satt werden, ohne Hunger gehabt zu haben. Die meisten Warmblüter machen es wie wir: Sie nutzen das vorhandene Nahrungsangebot, um den zu erwartenden Energieaufwand bis zur nächsten Mahlzeit zu decken. Es gibt Mechanismen, die Nahrungsaufnahme regulieren, bevor die Nährstoffe überhaupt vom Körper resorbiert werden. Dazu gehört nicht nur die Dehnung des Magens, sondern zählen auch die Geruchs-, Geschmacks- und Mechanorezeptoren von Mund, Nase und Rachen.

In Vorbereitung auf zukünftige Verdauungsarbeit schüttet der Magen schon Säure aus (und die Bauchspeicheldrüse ihr Sekret), bevor Nahrungsbrei den Magen erreicht hat. Das ist die sogenannte kephale Phase der Verdauung, die Pawlow zuerst beschrieben hat (und in den Konditionierungsexperimenten zu nutzen wusste). Auch hormonelle Veränderungen lassen sich in dieser Phase feststellen. Dieses Phänomen kann man nutzen, wenn man Probanden Nahrung kauen lässt, aber sie daran hindert, sie hinunterzuschlucken (»chew and spit« oder sogenanntes »sham feeding«, Scheinfütterung). Dann können wir Forscher die Säureausschüttung möglichst »rein« und ohne Nahrungsbeimischungen untersuchen, zum Beispiel unter dem Einfluss von Medikamenten.

Ein geniales Experiment des amerikanischen Gastroenterologen Mark Feldman in den 1980er Jahren ging der Frage nach, was eine stärkere Säuresekretion im Magen auslöst: das Kauen (aber nicht Verschlucken) einer Mahlzeit, das Bild einer leckeren Mahlzeit, der Geruch einer ebensolchen oder die reine Vorstellung davon. Am Ende siegte die Phantasie – vermutlich weil kein Laboressen so lecker schmecken kann wie der Gedanke an das Lieblingsgericht. Suggeriert man unter Hypnose freiwilligen Probanden, dass sie gerade ihr Lieblingsessen zu sich nehmen, sind die Magenreaktionen (die man mit einem Elektrogastrogramm, dem EKG des Magens, aufnehmen kann) völlig andere, als wenn man ihnen ein unappetitliches Essen suggeriert – aber sehr ähnlich zu den Reaktionen, die sich zeigen, wenn sie diese Mahlzeiten tatsächlich essen.

4. Kommunikationsstörungen

Nervenkrank im Bauch

Woran denken wir beim Begriff Nervenleiden? An eine psychische Erkrankung, also etwas, das im Kopf stattfindet. Vielleicht haben Sie schon einmal davon gehört, dass ein Schlaganfall auch Schluckstörungen verursacht. Den wenigsten Menschen kommt jedoch in den Sinn, dass Störungen der Nerven ihren Bauch, ihre Verdauung beeinträchtigen könnten. Aber dass das Bauchhirn selbst defekt werden und einige sehr unangenehme Symptome verursachen kann, das wissen selbst viele Ärzte nicht.

Zum Beispiel an der Speiseröhre: Schlucken funktioniert bei den meisten von uns automatisch. Wir denken nicht groß darüber nach, höchstens einmal kurz, wenn wir den Mund zu voll genommen haben und ein größerer Brocken für kurze Zeit schmerzhaft hinter dem Brustbein steckt. Schließlich ist die Speiseröhre an ihrer engsten Stelle gerade mal zwei Zentimeter breit, dort ist ihr Durchmesser nicht viel größer als der einer Haselnuss. Zum Glück ist die Wand elastisch, so dass wir, wenn alles normal verläuft und wir ordentlich kauen, gar nicht merken, wie perfekt die Koordination der Nerven abläuft: Jedes Schlucken öffnet automatisch nicht nur das Tor zu dem 25 Zentimeter langen Schlauch der Speiseröhre, sondern gleich darauf auch die Klappe zum Magen hin – aber erst, wenn die obere Klappe wieder geschlossen ist –, sicher ist sicher. Die Klappen sind in beiden Fällen verdickte Ringmuskelareale, die den Zu- und Abgang durch Zusammenziehen verschließen können.

Zumindest sollte das so sein – es gibt aber Menschen, bei denen die Nahrung steckenbleibt, und Druckgefühl oder auch Schmerzen auslöst. Einige hundert Menschen erkranken zum Beispiel in Deutschland jährlich an einer Achalasie, einem Defekt am unteren Ende der Speiseröhre, der dazu führt, dass der Schließmuskel keine Nahrung in den Magen entlässt. Andere leiden an Krämpfen (diffuser Ösophagusspasmus) oder sie haben eine »Presslufthammer-Speiseröhre« (Jackhammer-Ösophagus), die sich im unteren Bereich extrem heftig zusammenzieht. Alle diese Bewegungsstörungen werden durch beschädigte oder abgestorbene Nerven ausgelöst.

Der Schluckreflex wird in einem Zentrum im Gehirn ausgelöst, wenn Zunge und Gaumen etwas berühren. Das enterische Nervensystem aktiviert dabei Botenstoffe, welche die Speiseröhrenmuskulatur hemmen (das heißt entspannen) oder kontrahieren. Bei der Achalasie sind die hemmenden Nerven im unteren Schließmuskel beschädigt. Bei Spasmus und »Jackhammer« liegt die Nervenstörung im Speiseröhrenschlauch selbst. Die Muskulatur arbeitet unkoordiniert und kann verkrampfen.

Bei allen Bewegungsstörungen der Speiseröhre funktioniert der Transport der Nahrung nicht richtig, so dass sie nicht, wie bei Gesunden, in sieben bis zehn Sekunden vom Mund in den Magen gelangt. Die Patienten merken das an Schluckstörungen beziehungsweise dem Druck in der Speiseröhre, die durch den Nahrungsstau geweitet wird. Manchmal werden die Schmerzen hinter dem Brustbein als Herzinfarkt interpretiert, und die Betroffenen kommen in eine Klinik. Die eigentlichen Ursachen dieses »nicht-kardialen Brustschmerzes« werden zu oft nicht erkannt.

Rätselhaftes Nervensterben

Was zu solchen Motilitätsstörungen führt, ist nach wie vor ein großes Rätsel. Sie sind nicht vollständig altersabhängig und können mit fünf Jahren genauso auftreten wie mit 95. Viren, zum Beispiel Herpesviren, könnten zur Zerstörung der Nervenzellen geführt haben – aus tropischen Ländern weiß man, dass auch Parasiten die Ursache der Achalasie sein können, zum Beispiel bei der durch Raubwanzen übertragenen Chagas-Erkrankung, die in Süd- und Mittelamerika häufig ist. Zumindest bei der Achalasie scheint eine genetische Komponente eine Rolle zu spielen, denn sie tritt bei Zwillingen und in Familien gehäuft auf. Diskutiert wird auch eine Autoimmunreaktion – der Körper wendet sich dann gegen eigene Strukturen, die er als feindlich empfindet und zerstört. Es gibt Unterformen der Achalasie, bei denen der Speiseröhrenschlauch nicht bewegungslos ist, sondern sich unkoordiniert und verstärkt bewegt. Vielleicht sind das Übergangsstadien.

Muskelentspannende Medikamente haben nur eine begrenzte Wirkung. Deshalb dehnen Gastroenterologen häufig die Speiseröhre und den unteren Schließmuskel mit einem Ballon, der an einem Katheter befestigt ist. Er drückt so lange auf den unteren Schließmuskel der Speiseröhre, bis er auf 30 bis 40 Millimeter gedehnt ist. Das erlaubt dem Muskel, sich beim Schluckakt wieder zu entspannen. Man kann auch das Nervengift Botulinumtoxin in den Muskel spritzen – der Effekt hält aber nur wenige Monate an. Botulinumtoxin hemmt die Kommunikation von Nerven durch die Ausschüttung des Transmitters Acetylcholin. Die lahmgelegten Synapsen regenerieren sich aber nach einiger Zeit wieder.

Eine dritte Möglichkeit ist die Myotomie: Dabei schneidet der Chirurg in einer Schlüssellochoperation (Laparoskopie) von außen die Muskulatur des Schließmuskels ein. Eine neue endoskopische Methode erlaubt das auch von innen. Alle Methoden sind hinsichtlich ihrer Effektivität gleichwertig und müssen individuell ausgewählt werden.

Risiko Rückwärtsgang

Auch die Refluxerkrankung ist eine Motilitätsstörung, obwohl sie meistens als Problem der Magensäure gesehen und entsprechend therapiert wird. Doch der Reflux würde nicht auftreten, wenn der Transport in der Speiseröhre, die Klappe zum Magen (unterer Ösophagussphinkter) und die Magenentleerung richtig funktionieren würden.

Viele der betroffenen Patienten haben Sodbrennen, andere spüren die herzinfarktähnlichen Brustschmerzen. Warum manche so, andere anders reagieren, ist jedoch völlig unklar. Und: Die Beschwerden sind nicht davon abhängig, ob die Speiseröhre entzündet ist – das ist nur bei einem Drittel der Patienten der Fall.

Zunächst werden sogenannte »Allgemeinmaßnahmen« empfohlen: das Vermeiden von Nahrungsmitteln wie etwa Kaffee oder Tee oder späten Mahlzeiten, bei Übergewicht wird zu einer kontrollierten Gewichtsabnahme geraten. Die meisten Refluxpatienten erhalten Säurehemmer, von denen die Protonenpumpenhemmer am stärksten sind. Etwa 60 bis 70 Prozent der Patienten können damit ausreichend behandelt werden, obwohl diese Medikamente nicht auf den Reflux selbst zielen. Auch sind sie weniger wirkungsvoll als früher angenommen:

Sie unterdrücken die Säurebildung nicht vollständig und dauerhaft. Andere säureneutralisierende oder schleimhautschützende Pharmaka können hilfreich sein.

Im experimentellen Stadium ist aber auch die Therapie mit Medikamenten, die den Tonus des unteren Schließmuskels oder die Motilität des Magens steigern sollen, wirksam. Dazu ist es nötig, das Bauchhirn zu einer vermehrten Ausschüttung von Acetylcholin zu bringen oder hemmende Einflüsse auf die Beweglichkeit zu verringern. Das ist möglich, wird aber in der Klinik noch nicht eingesetzt.

Zu einer Operation wird nur geraten, wenn alle diese Therapien erfolglos blieben. Der Chirurg verstärkt dann den unteren Schließmuskel durch eine Manschette – das nennt man Fundoplikatio. Eine neue Alternative stimuliert den unteren Schließmuskel und das Zwerchfell über elektrische Impulse (Schrittmacher). Hierdurch wird die Barrierefunktion gestärkt und der Reflux ursächlich behandelt.

Fazit: Am häufigsten werden Reflux-Beschwerden mit Säurehemmern behandelt. In 20 bis 30 Prozent der Fälle ist das aber erfolglos, weil es nicht die wirklichen Ursachen, nämlich die Motilitätsstörung, beseitigt. Zudem besteht der Rückfluss auch aus nicht sauren Bestandteilen, die durch die Säurehemmer nicht neutralisiert werden. Wenn man diese Ursachen finden will, muss man genauer untersuchen, etwa wie hoch der Anteil des sauren und nicht sauren Rückflusses wirklich ist. Dies gelingt zum Beispiel über die Impedanz-Messung: Eine Sonde misst über den elektrischen Widerstand in der Speiseröhre den Säuregehalt, die Menge an Flüssigkeit und die Bewegung der Nahrung. Auch die hochauflösende Druckmessung in der Speiseröhre (Manometrie) kann wichtige Zusatzinformationen liefern.

Mythos Magenschrittmacher?

Ist der Blutzucker zu hoch, hat das unmittelbaren Einfluss auf die Leitungsgeschwindigkeit der Nerven. Ein schlecht eingestellter Diabetes kann deshalb zu vielen Problemen im Magen-Darm-Trakt führen. Das blockiert nicht nur Signale auf dem Vagusnerv, sondern wirkt auch direkt störend auf das Bauchhirn. Ein klassisch diabetisches Krankheitsbild ist zum Beispiel die diabetische Gastroparese, eine Magenlähmung. Die Magenmuskulatur ist dabei schlaff und hat einen zu schwachen Tonus. Die Peristaltik fehlt mitunter ganz. Dann bleibt die Nahrung länger im Magen, der Patient wird schneller satt und neigt zu Übelkeit und Erbrechen. Bei zwei Drittel der Patienten bleibt die Ursache unklar. Bei Verdacht sollte immer eine Magenspiegelung gemacht werden, um eine Blockade der Passage auszuschließen.

Die Gastroparese ist leider schwer zu behandeln. Bei der diabetischen Form wird zuerst versucht, die Zuckereinstellung zu optimieren. In allen Fällen sind diätetische Maßnahmen mit mehreren kleineren ballaststoffarmen und fettarmen Mahlzeiten hilfreich. Manche Medikamente (Prokinetika) stimulieren die Beweglichkeit des Magens. In einigen Fällen kann die Dehnung des Magenpförtners oder die Injektion des Nervengifts Botox hilfreich sein. In hartnäckigen Fällen wird manchmal durch eine Schlüssellochoperation ein Magenschrittmacher eingepflanzt, der ähnlich dem Herzschrittmacher schwache elektrische Impulse abgibt.

Die Erfahrungen mit dieser neuen Methode sind bisher positiv: Die Patienten fühlen sich besser, klagen seltener über Völlegefühl und nehmen auch ab, wenn sie übergewichtig sind. Wenn man jedoch die Magenentleerung bei ihnen kontrolliert, stellt man fest, dass ihr Magen kaum »schneller« geworden ist. Vermutlich kommen die positiven Effekte dadurch zustande, dass die Impulse des Schrittmachers die Darm-Hirn-Achse beeinflussen. Das könnte erklären, dass diese Patienten weniger essen, ihren Magen nicht so stark belasten und dadurch insgesamt weniger Symptome haben.

Den gesamten Magen-Darm-Trakt durchzieht ein Netz von Schrittmachern, die Cajal-Zellen, benannt nach ihrem Entdecker, dem spanischen Mediziner und Nobelpreisträger Santiago Ramón y Cajal (1852–1934). Ihr Netzwerk verbindet Nerven mit Muskelzellen. Auf diese Weise rhythmisieren sie den Muskeltonus und entscheiden mit darüber, wann das enterische Nervensystem einen Muskel aktiviert.

Um die Magenentleerung wirklich effizient beschleunigen oder bremsen zu können, müsste ein Schrittmacher dieses Netzwerk der Cajal-Zellen erreichen, das tief in der Darmwand liegt. Das ist viel schwieriger als bei einem Herzschrittmacher, wo es ausreicht, klar definierte Zentren zu stimulieren.

Magen

Der Magen ist nicht einfach nur ein Sack, in dem das Essen zerlegt wird, sondern ein Uhrwerk, in dem unterschiedliche Regionen auf faszinierende Weise zusammenspielen. Nachdem die peristaltischen Wellen der Speiseröhre die Nahrung durch den etwa zwei Zentimeter breiten Eingang des Magens (Cardia) gedrückt haben, wird sie über Kontraktionen in den oberen Teil des Magens, den Fundus, transportiert. Bei hastigem Essen sammelt sich dort die verschluckte Luft und wird ab und an durch Aufstoßen entleert. Der obere Teil des Magens fungiert als Magenspeicher, da er sich an die Nahrungsmenge anpassen kann.

Vom mittleren Magen aus, dem Korpus, wo – wie auch im Fundus – eiweißspaltende Enzyme freigesetzt werden, wandert der Nahrungsbrei zum Antrum, dem Vorhof des Dünndarms. Diese Region heißt auch Magenpumpe oder Antrum-Mühle, weil die Bestandteile des Essens dort immer weiter zerkleinert werden, bevor sie in Portionen in den Dünndarm entleert werden. Denn der Pförtner zum Dünndarm lässt nur Teilchen passieren, die nicht größer als zwei Millimeter sind. Bis dahin wird der Mageninhalt wie bei einer Massage gewalkt und pendelt zwischen Antrum und Korpus hin und her.

Dreimal in der Minute zieht sich die ringförmige Muskulatur des Antrums kraftvoll zusammen. Das Bauchhirn sorgt mit dem Kopfhirn für ein geordnetes Zusammenspiel von mechanischen und chemischen Prozessen der Verdauung. Sie koordinieren den Schluckvorgang, die Bewegungen der Speiseröhre, die entspannte Bereitschaft des Magens, Nahrung aufzunehmen, die Magensäuresekretion und die Magenentleerung. Zudem beeinflussen sie auch den Dünndarm, die ersten Teile des Dickdarms und die für die Verdauung wichtige Entleerung der Gallenblase.

Wenn der Magen leer ist, löst das die typischen Entleerungswellen und die Housekeeper-Funktion (siehe Seite 39) aus.

Neben der Steuerung durch Nerven kontrollieren Hormone den Verdauungsvorgang. Je nach Phase von Hunger, Verdauung und Sättigung wirken einige von ihnen stimulierend, andere bremsend:

- **Gastrin (in Zellen des Magenantrums gebildet):** Es regt im Magenfundus die Hauptzellen zur Salzsäureproduktion an und entspannt den Magenspeicher.

- **Cholezystokinin (im Zwölffingerdarm gebildet, angeregt durch Fett- und Aminosäuren in der Nahrung):** Es führt zur Entleerung der Gallenblase, steigert die Produktion der Pankreasenzyme und hemmt unter anderem als sogenanntes »Sättingungshormon« die Magenentleerung.
- **Motilin (bei Hunger im Dünndarm gebildet):** Es regt die Motilität an und garantiert den Ablauf der Hungermotorik.
- **Ghrelin (im Magen produziert):** Es signalisiert dem Gehirn, dass dieser leer ist. Das führt im Gehirn zur Aktivierung des Hunger-Zentrums. Es erhöht die gastrointestinale Motilität.
- **Leptin (im weißen Fettgewebe wie im Magenfundus produziert):** Es hemmt im Hypothalamus den Appetit.

Von S bis XXL

Der Magen ist sehr flexibel: Jedes Mal, wenn wir schlucken, macht er sich bereit, Nahrung aufzunehmen und entspannt sich. Wenn dann wirklich ein Bissen folgt und nicht nur Speichel, dann weitet er sich und passt seine Größe der zugeführten Nahrung an. Ohne Dehnung hat er nur ein Volumen von etwa anderthalb Liter. Er kann sich aber auf das Drei- bis Vierfache vergrößern – von S auf XXL sozusagen. Erst, wenn dieser Punkt überschritten ist, drückt der Mageninhalt auf Nervenrezeptoren in der Muskelwand, und diese melden dann dem Gehirn: Satt!

Die Evolution hat dem Magen die Fähigkeit zum Ausdehnen gegeben, damit er den Tagesbedarf aufnehmen kann. Paul hat in einem Experiment mit Ratten beobachtet, zu welchem Extrem das führen kann: Weil ihnen ihre tägliche Nahrung nach jeweils 30 Minuten weggenommen wurde, lernten die Nager in wenigen Tagen, so viel wie möglich zu fressen. Bald machte ihr Magen die Hälfte des Bauchraums aus, was sehr unangenehm für sie zu sein schien.

Ab einer bestimmten Dehnung des Magens wird Sättigung signalisiert. Um bei extrem Schwergewichtigen den Appetit zu zügeln, gibt es verschiedene Techniken, das für Nahrung zur Verfügung stehende Volumen zu verkleinern. Die Sättigung wird schneller erreicht – zum Beispiel durch Ballons, die in den Magen gelegt werden, Bänder, die ihn von außen einschnüren, oder die chirurgische Verkleinerung des Magens (Schlauchmagen). Eine andere Strategie sind die sogenannten Bypassoperationen, bei denen der obere Dünndarm umgangen und damit die Resorptionsfläche verkleinert wird. Die Mehrheit der Patienten verliert ziemlich schnell an Gewicht.

Aber Hunger ist eben nicht nur eine Frage der Mechanik im Bauch, sondern auch der Bewertung im Kopf. Eine Gruppe der Patienten fühlt sich unwohl mit den kleineren Portionen und sagt sich: »Verdammt noch mal, das ging doch früher auch!« Solche Menschen schaffen es trotz Operation, innerhalb von einem halben Jahr wieder auf ihr altes Volumen zu kommen. Aus diesem Grunde müssen alle Patienten vor und nach einer solchen bariatrischen Operation durch Ärzte und Psychologen regelmäßig betreut werden. Und Hunger ist auch Nervensache: Ganz neu ist die Erkenntnis, dass zum Beispiel Fruktose, als Zucker nicht nur in Obst, sondern in viel höheren Dosen vor allem in der industriellen Fertigung von Nahrungsmitteln verwendet (von Gummibärchen bis Pizza), den empfindsamen Serotoninhaushalt des Bauchhirns stört – lange bevor sich Symptome wie Übergewicht einstellen. Fruktose steht schon lange im Verdacht, unliebsame Wirkungen zu erzeugen. Weil dieser Bestandteil aber billig ist und industriell vielseitig verwendet werden kann, findet er sich in relativ hohen Dosen in den meisten Fertignahrungsmitteln.

Dyspepsie – Stochern im Nebel

Ein weiteres Detektivspiel ist die Suche nach den Ursachen der funktionellen Dyspepsie (Reizmagen). Etwa jeder sechste Deutsche leidet unter Aufstoßen, Völlegefühl, Sodbrennen oder Blähungen. Was manche Menschen achselzuckend wegstecken, wird für andere zur chronischen Belastung und erheblichen Einschränkung der Lebensqualität. Der Lebensstil spielt dabei sicher eine Rolle: zu spätes und zu fettes Essen, ständiges »Snacking«, zu wenig Bewegung und Übergewicht verschlechtern die Symptomatik. Was aber sind die genauen körperlichen Ursachen dafür?

Ein Teil der Patienten mit funktioneller Dyspepsie fühlt sich sehr schnell satt, weil der Magen sich nicht genügend entspannt, wenn er gefüllt wird. Das führt zu einer nervös bedingten Fehlverteilung der Nahrung: Sie wird zu schnell in Richtung Magenausgang gepresst. Diese Region reagiert auf den Überdruck mit Schmerzen und Übelkeit. Oft erhalten die Betroffenen dann Arzneimittel, welche die Magenbewegungen intensivieren, um das Problem schneller loszuwerden. Es gibt aber keinerlei wissenschaftlichen Beweis, dass hinter einer funktionellen Dyspepsie wirklich eine verlangsamte Magenentleerung steckt. Die richtige Strategie ist häufig die umgekehrte: Die Magentätigkeit sollte nicht beschleunigt, sondern die Entspannung optimiert werden. Allerdings kann selbst damit nicht allen Patienten geholfen werden.

Auch eine erhöhte Fettempfindlichkeit kann die Ursache für eine Dyspepsie sein: Wenn Fett in den Zwölffingerdarm entlassen wird, wird nämlich Cholecystokinin (CCK) ausgeschüttet, das Sättigungshormon, das gleichzeitig auch die Magenentleerung bremst. Manche Patienten aber haben eine erhöhte CCK-Sensibilität und reagieren empfindlicher. Andere tun sich schwer mit der Bewältigung der Magensäure: Weil ihr Zwölffingerdarm sensibler auf die Säure reagiert, wird der Verdauungsprozess im Magen zu stark abgebremst.

Schließlich können auch Entzündungen Auslöser sein. Wenn man zum Beispiel die Magenschleimhaut auf Helicobacter pylori testet und das Bakterium dort vernichtet, reagieren immerhin zehn Prozent mit einer Verbesserung ihrer Symptome. Es gibt aber auch lokale Entzündungen im Duodenum, die so klein sind, dass sie im Endoskop nicht sichtbar sind. Man kann sie nur mikroskopisch nach einer Gewebsprobe (Biopsie) erkennen.

Trotz intensiver grundlagenwissenschaftlicher und klinischer Forschung ist es bisher nicht gelungen, eine allgemeingültige Ursache für die Dyspepsie zu finden. Es fehlen klare Zusammenhänge zwischen Symptom und Funktionsstörung. Die einzige Ausnahme ist, wie Jan Tack, Gastroenterologe an der belgischen Universität Leuven gezeigt hat, die frühe Sättigung und die gestörte Fundusrelaxation, die beide – aber eben nicht nur – zu funktioneller Dyspepsie führen. Auch die über Jahrzehnte gepflegten Klassifizierungsbemühungen durch Expertengruppen haben daran nichts geändert. Der physiologische Mechanismus bleibt bei der Krankheit ein Rätsel. Da drängt sich der Verdacht auf, dass es sich vielleicht gar nicht um eine einzige, sondern um verschiedene Krankheiten oder Syndrome handelt.

Das ist das große Dilemma der Neurogastroenterologie – dass sie zwar Funktionsstörungen feststellt, diese aber häufig keine Erklärung für die Symptome liefern können. Zum Beispiel für eine zum Glück sehr seltene Magen-Darm-Erkrankung, die Chronisch Intestinale Pseudo-Obstruktion (CIPO). Die Patienten schildern das Gefühl, wie mechanisch blockiert zu sein. Wenn man sie dann aber nach einer umfangreichen Diagnostik schließlich operiert, findet man keinerlei Hinweis auf einen Verschluss.

Namen sind Schall und Rauch, auch in der Medizin. In der Gastroenterologie gibt es eine internationale Kommission, die alle paar Jahre mit den »Rom-Kriterien« die sogenannten funktionellen Krankheiten des Magen-Darm-Traktes definiert und die Rahmenbedingungen für klinische Studien festschreibt. Ihre Kriterien suggerieren dabei eine Klarheit, die sich in der medizinischen Praxis nicht wiederfindet, denn ähnliche Symptombilder werden zu einer Krankheit oder einem Syndrom zusammengefasst, obwohl vielleicht ein halbes Dutzend verschiedene Leiden dahinterstecken. Unter diesen Umständen kann es kein Allheilmittel für Krankheiten wie zum Beispiel den Reizdarm geben. Das gilt auch für die Probiotika.

Der Reizdarm – ich bin viele

Besonders viele Fragen stellen sich zum Reizdarm. Fahndet man bei den Betroffenen nach den Ursachen der klassischen Symptome wie Bauchkrämpfe, Durchfall, Verstopfung oder

Blähungen, so findet man mit den üblichen Methoden (Blutuntersuchungen, Endoskopie, Stuhluntersuchungen, Röntgen) keinerlei Anzeichen von Krankheitserregern und keinen speziellen Reizdarm-Marker. Irgendwie »psychisch« bedingt, ist dann oft noch das Mildeste, was die Patienten vom Arzt zu hören bekommen. Aber bis zu 30 Prozent der Bevölkerung leiden zumindest vorübergehend unter den Beschwerden.

In der Pathophysiologie gibt es zahlreiche Erklärungsansätze für Störungen, die zum Beschwerdebild des Reizdarms führen könnten. Im klinischen Alltag aber fehlen die diagnostischen Möglichkeiten, um die Erkenntnisse der Forschung medizinisch umzusetzen. Selbst wenn das in einzelnen Fällen gelingt, führt dies nicht automatisch zu einer erfolgreichen Therapie – vielleicht, weil die entsprechenden Medikamente fehlen oder aber, weil sich der Bezug zwischen Störung und Symptom nicht nachvollziehen lässt. Außerdem können mehrere Ursachen – gleichzeitig oder im Zeitverlauf – zusammenkommen.

Sind die Symptome vorübergehend und flüchtig, lassen sie sich kurzfristig gut behandeln. Bei einem Drittel der Patienten aber werden sie chronisch, und das schränkt deren Lebensqualität massiv ein. Alltagsstress oder besondere belastende Situationen wie Arbeitslosigkeit oder Scheidung können das Syndrom auslösen oder verschlimmern. Die Patienten weisen oft besondere Persönlichkeitsmerkmale auf. Psychische Traumata und sexueller Missbrauch treten bei diesen Patienten deutlich gehäuft auf, vor allem bei den weiblichen Betroffenen. Viele Patienten leiden unter übersteigerter Krankheitsfurcht, andere an Depressionen oder Angststörungen. Auch eine Fibromyalgie (Weichteilrheumatismus), Essstörungen oder chronische Müdigkeit treten kombiniert mit Reizdarm auf. Das Reizdarm-Syndrom gehört zu den gastroenterologischen

Erkrankungen, die mit anderen zentralnervösen, wie zum Beispiel psychischen Störungen einhergehen können.

Das soll aber definitv nicht heißen, dass sich das Reizdarm-Syndrom nur im Kopf abspielt. So weiß man heute, dass es den eigentlichen Reizdarm-Patienten gar nicht gibt, sondern dass unter diesem Kunstbegriff viele unterschiedliche Subtypen mit unterschiedlichen Krankheitsursachen zusammengefasst werden. Die Grundlagenwissenschaft hat in ihren Studien hierbei immer organische Veränderungen in der Darmwand oder des Mikrobioms nachgewiesen – nur nicht bei allen Reizdarm-Patienten in gleicher Weise. Andere Reizdarm-Patienten zeigen Zuckerunverträglichkeiten, eine Gluten- oder Weizenempfindlichkeit oder einen vermehrten Gallensäureübertritt in den Dickdarm.

Wenn im Ileum zu wenig Gallensäuren rückresorbiert werden, lässt sich dies im Stuhl messen. Michael Camilleri von der Mayo Klinik in Rochester konnte zeigen, dass es bei einem Teil der Reizdarm-Patienten der gestörte Gallensäurentransport ist, der zu Durchfall und Dickdarmproblemen führt. Diese Untergruppe der Reizdarm-Patienten lässt sich also leicht therapieren (mit Gallensäurenbindern nämlich). Das ist ein wichtiges Puzzle-Teil auf dem Weg zur Lösung des Rätsels Reizdarm, das sich zum Schluss als die Summe vieler unterschiedlicher Krankheiten entpuppen wird, die man einzeln alle behandeln kann.

Zehn Prozent der Reizdarm-Patienten zum Beispiel sind solche mit einem postinfektiösen Reizdarmsyndrom, das nach einer initialen Darminfektion entstehen kann. Bei ihnen findet man gehäuft Entzündungszellen (beispielsweise Mastzellen) in der Nähe des Bauchhirns und auch ein verändertes Verhalten der Nervenzellen auf die freigesetzten Entzündungsmediatoren. Zudem haben einige Patienten eine erhöhte Anzahl von Serotonin produzierenden enterochromaffinen Zellen, die sogenannten Geschmacksknospen, in der Schleimhaut des Darms. Die Vermehrung dieser Zellen wird vom Immunsystem ausgelöst.

Trotzdem ist Reizdarm keine chronisch-entzündliche Darmerkrankung (CED) wie etwa Colitis ulcerosa oder Morbus Crohn und auch keine Vorstufe davon. CED-Patienten haben allerdings in der Zeit zwischen den Entzündungsschüben ähnliche Beschwerden wie Reizdarm-Patienten.

Bei manchen Reizdarm-Patienten kommt es allerdings zu einer Aktivierung des Darm-Immunsystems (Mastzellen, T-Lymphozyten), aber ohne Entzündung. Das kann Beschwerden auslösen, weil Immun- und Nervenzellen dicht beieinander liegen. Besonders intensiv kommunizieren die Nervenzellen des Plexus submucosus – das ist der Teil des Bauchhirns, der Schleimhautfunktionen kontrolliert – mit den Immunzellen. Michael und Thomas erforschen zusammen mit Kollegen aus Bologna und Sheffield daher seit Längerem die Idee, dass Reizdarmsymptome die Folge einer Störung der Schleimhaut-Immunzell-Bauchhirn-Achse sein könnten. Thomas hat dabei die Biopsien von Patienten für kurze Zeit in einer Lösung inkubiert, um diese Flüssigkeiten dann an Michael zu schicken. Der konnte zeigen, dass die Proben von Reizdarm-Patienten eine besonders heftige Reaktion der Nerven des Bauchhirns und der Darm-Hirn-Achse auslösten. Diese Aktivierung stand in eindeutigem Zusammenhang mit dem Grad der Bauchschmerzen.

Verantwortlich für dieses Nervengewitter sind Histamin (Entzündungsmediator der Mastzellen), Serotonin (Botenstoff der enterochromaffinen Zellen), aber insbesondere Proteasen – Enzyme, die nicht nur bei der Verdauung von Proteinen eine wichtige Rolle spielen, sondern auch als Signalmoleküle wirken. Man kann die Nervenaktivierung aufheben, wenn man die Aktivität der Protease medikamentös blockiert. Auch probiotische Keime enthalten Proteasehemmer, die auf diese Weise wirken. Deshalb profitiert ein Teil der Reizdarm-Patienten möglicherweise von Probiotika.

Die Schlussfolgerung: Bei Reizdarm-Patienten scheinen Zellen in der Schleimhaut des Darms Substanzen auszuschütten, die das Bauchhirn und die Schmerzfasern aktivieren. Bei anhaltender Aktivierung wird die Empfindlichkeit irgendwann herunterreguliert. Ob dieser Wechsel mit dem Auf und Ab der Reizdarmsymptome zusammenhängt, bleibt aber noch zu klären.

Das System von Botenstoffen und Rezeptoren ist genetisch festgelegt und existiert in verschiedenen Varianten, die bei Reizdarm eine Rolle spielen können. Die Forschung arbeitet daran, unterschiedliche Reizdarm-Patienten (Phänotypen) bestimmten Genotypen zuzuordnen und die Therapie entsprechend auszurichten.

Zusätzlich gibt es Hinweise, dass einige Reizdarm-Patienten im Vergleich zu Gesunden eine Veränderung ihrer Mikrobiota im Darm aufweisen. Klinische Hinweise auf die Bedeutung der Mikrobiota beim Reizdarm ist die positive Wirkung von Präbiotika (zum Beispiel lösliche Ballaststoffe), Probiotika (etwa Laktobazillen) und Antibiotika.

Verstopfung: Nichts geht mehr

»Essen Sie mehr Ballaststoffe!« Dieser simple Rat vieler Hausärzte beruht leider auf einem Mythos: Ballaststoffe haben zwar die Fähigkeit, Wasser aufzunehmen, dadurch erhöhen sie das

Volumen des Darminhalts, und das regt die Ausscheidung an. So weit richtig. Aber: Sie tun das nur minimal. Das eigentliche Problem bei der Verstopfung liegt woanders und stellt Wissenschaftler und Ärzte weiterhin vor viele Rätsel. Was steckt hinter diesem Alltagsleiden?

Was jeder von uns kennt, entwickelt sich bei einigen wenigen Menschen zu einem dramatischen Zustand. Vor allem bei Frauen – ihr Risiko einer chronischen Obstipation ist, vermutlich hormonell bedingt, 4,8-mal höher als bei Männern. In sehr seltenen Fällen ist die Verstopfung so stark, dass sogar operiert werden muss.

»Sie müssen sich mehr bewegen!« Auch wenn dieser ebenfalls beliebte Erklärungsansatz des Hausarztes anschaulich ist – die Ursache einer Verstopfung ist nicht unbedingt nur eine Bewegungsstörung. Sie kann alle möglichen Ursachen haben. Zum Beispiel ein Problem der Feuchtigkeit. Das Wasser der bis zu neun Liter Verdauungssäfte wird im Dünn- und Dickdarm fast vollständig resorbiert. Bei der Verstopfung wird durch die langsame Passage zu viel Wasser entzogen. Es kann aber auch sein, dass das Hauptproblem darin besteht, dass der Dickdarm zu wenig Flüssigkeit oder Schleim produziert. Wir wissen nur, dass seine Produktion in den Schleimhautzellen bei der Passage durch Scherkräfte stimuliert wird.

Was man isst, spielt natürlich eine Rolle – es gibt aber nur wenige handfeste wissenschaftliche Studien dazu. Der Darm ist einfach ein sehr plastisches Organ. Seine Muskeln, seine Nerven und seine diversen Funktionszellen reagieren auf jede Änderung. So wissen wir auch nicht, ob die typische Verstopfung bei einer Reise mehr auf unsere Psyche zurückzuführen ist (fremde Toiletten, andere Hygienestandards) oder auf weniger Ballaststoffe, als wir vielleicht zuhause zu uns nehmen. Vielleicht aber reagieren auch die Darmbakterien, unsere Verdauungshelfer, »irritiert« auf veränderte Essgewohnheiten: Teile der Mikrobiota sterben ab, während andere Bakterienfamilien diese Nische einnehmen und sich vermehren.

Das Stuhlverhalten hängt natürlich auch noch von sozio-kulturellen Faktoren ab. J. Kabane weist darauf hin, dass nicht nur wir Probleme in der Fremde entwickeln können, sondern auch ausländische Gäste sich nicht wohlfühlen mit unserem Toilettendesign (etwa Sitzposition) und anderen Hygienestandards.

Dickdarm

Der Dickdarm (Kolon) ist das letzte Stück des Verdauungstraktes. Er ist bis zu anderthalb Meter lang und umrahmt den Dünndarm wie ein auf den Kopf gestelltes U: Er steigt von der rechten unteren Bauchhälfte Richtung Magen auf, verläuft dort quer über den Bauch und endet schließlich links unten, wo er mit Rektum und After endet. Der Dickdarm ist in kurzen Abständen leicht eingeschnürt und bildet so viele Buchten (Haustren) aus, die regelmäßig kontrahieren und dabei den Darminhalt vermischen. Zwei bis drei Mal täglich kommt es zu sogenannten Riesenwellen (giant waves), die den gesamten Darminhalt über lange Strecken vorschieben.

Der Dickdarm verfügt außerdem über drei kräftige äußere Längsmuskeln, die durch ihre Kontraktionen zur Durchmischung und zum Transport des Darminhaltes beitragen. Diese Muskeln sind bisher nur unzureichend erforscht. Der Dickdarm steht über Nervenverbindungen mit dem oberen Verdauungstrakt in Verbindung. Dies kann man sich zur Stuhlregulierung zu Nutze machen. So führt der gastrokolische Reflex dazu, dass die Magenstimulation durch

Nahrungs- oder Flüssigkeitenaufnahme Stuhldrang induziert. Manche Patienten benötigen ein regelrechtes morgendliches Ritual, zu dem auch die eine oder andere Tasse Kaffee gehören kann.

Auch in der Dickdarmwand finden sich viele Immunzellen, die jedoch besonders häufig im Blinddarm am Übergang von Dünn- und Dickdarm und im Rektum auftreten. Die Schleimhaut des Dickdarms enthält im Gegensatz zum Dünndarm keine Zotten, sondern ist bis auf die Haustren glatt. In den Becher-Zellen wird durch die Scherkräfte bei der Darmpassage Schleim freigesetzt, der den Kot gleitfähiger macht.

In den aufsteigenden und quer verlaufenden Teilen des Dickdarms wird vor allem Wasser resorbiert. Hier leben auch mehrere Billionen unterschiedlichster Bakterien (Mikrobiota), die den Kot fermentieren und durch ihren Stoffwechsel noch weitere Stoffe aus dem unverdauten Rest der Nahrung herauslösen: kurzkettige Fettsäuren, die für die Pflege der Darmschleimhaut und die Immunzellen wichtig sind, Vitamin K, ein wichtiger Faktor unter anderem für die Blutgerinnung, und Vitamin B12. Etwa eineinhalb Kilo des Körpergewichts eines Menschen entfallen auf seine Bakterien. Der Stuhl besteht in etwa zur Hälfte daraus.

Der Stuhl wird schließlich im Mastdarm gespeichert, dem etwa 20 Zentimeter langen Abschluss des Dickdarms, der im After endet. Wenn der Darminhalt dort eintritt, werden durch die Erhöhung der Wandspannung Dehnungsrezeptoren in der Darmwand erregt. Sie senden Signale an die Hirnrinde. Der erste, innere Verschluss des Anus, der Musculus sphincter ani internus, weitet sich reflexhaft. Der zweite, äußere Verschluss, Musculus sphincter ani externus, kann willentlich kontrolliert werden.

Gibt man dem Stuhldrang nach, erschlaffen beide Schließmuskel, während der Enddarm kontrahiert. Zusätzlich wird häufig die Bauchmuskulatur gezielt aktiviert.

Der Prozess des Stuhlgangs, wissenschaftlich vornehm als Defäkation bezeichnet, lässt sich bis zu einem gewissen Grad willentlich beeinflussen, ist also auch eine Kopfleistung. Störungen des zentralen Nervensystems und seiner Verbindungen zum Darm können deshalb zur Verstopfung führen. So zeigen zum Beispiel 40 Prozent der Patienten mit Schlaganfall oder anderen neurodegenerativen Leiden eine Verstopfung, die nicht nur durch den Bewegungsmangel zu erklären ist. Etwa ein Viertel der Patienten behält die Problematik auch nach Regeneration des Schlaganfalls.

Die Ursachen der Verstopfung sind unterschiedlich. So kann die willentliche Kontrolle des Stuhlgangs durch Ausfall einer Hirnregion gestört sein. Andere Patienten entwickeln durch Schädigungen des Rückenmarks Passage- oder Stuhlentleerungsstörungen, etwa bei der multiplen Sklerose. Bei Frauen ist der Darm häufiger als bei Männern träge (»Slow Transit Obstipation«), so dass vermutet wird, dass Nervenstrukturen in der Darmwand nicht richtig funktionieren. Vereinzelt konnte das auch nachgewiesen werden. Wichtig ist es, zwischen einer Passagestörung und einer Entleerungsstörung zu differenzieren, da die Behandlungsmöglichkeiten unterschiedlich sind. Während bei der Passagestörung eine zentrale oder periphere Störung des Nervensystems vermutet wird, die sich auf den ganzen Dickdarm auswirkt, wird die Entleerungsstörung durch eine Funktionsstörung des Beckenbodens verursacht, der sich bei der Entleerung zu wenig oder zu viel absenkt: im ersteren

Fall erlaubt der Enddarm nicht die normale Passage von Stuhl (»spastischer Beckenboden«), im letzteren Fall kann ein »innerer Vorfall« (Prolaps) die Defäkation behindern.

Erschwert wird die Ursachenforschung der Passagestörung dadurch, dass der Dickdarm auch im gesunden Zustand keine regelmäßigen Bewegungen vollzieht. Seine Kontraktionen folgen einem chaotischen Muster und werden nur ab und an von einigen Riesenkontraktionen unterbrochen (siehe Kasten).

Sind Abführmittel erlaubt?

Weil die Verstopfung ganz unterschiedliche Ursachen haben kann, setzen auch die Medikamente dagegen an verschiedenen Punkten an: Es gibt Quellstoffe wie Ballaststoffe, osmotische Substanzen und Makrogole, die das Volumen und damit die Wanddehnung im Darm erhöhen. Als Reflex kommt es zu einer vermehrten Sekretion und Motilität. Aktiv abführende Substanzen wirken auf den Muskel und das Epithel und führen dort zu einem erhöhten Einstrom von Kalziumionen. Das wiederum kontrahiert die Muskelzellen und bringt die Epithelzellen dazu, Ionen und Flüssigkeit auszuschütten, was den Kot einweicht.

Neue Koloprokinetika greifen direkt im enterischen Nervensystem an, um den peristaltischen Reflex zu stärken. So wurde in den vergangenen Jahren ein spezifischer Agonist eines Serotoninrezeptors entwickelt, der zu einer vermehrten Acetylcholinausschüttung im Bereich der Nervenverbindungen (Synapsen) im Bauchhirn führt und hierdurch die Muskelbewegung steigert. Ein anderes neues Arzneimittel erhöht die Flüssigkeits- und Chloridsekretion durch Beeinflussung von Signalwegen in der Epithelzelle selbst. Vorbild dafür war die Wirkungsweise des Cholera-Toxins. Dieses Medikament dämpft über die Darm-Hirn-Achse das Schmerzempfinden und wird deshalb bei Reizdarm verschrieben. Es gibt andere Präparate, die die körpereigenen Opioidwirkungen aufheben und deshalb bei durch Morphium ausgelöster Verstopfung helfen.

Abführmittel, die nach Vorschrift eingenommen werden, stellen übrigens entgegen vieler Unkenrufe keine besondere Gefahr dar – zumindest gibt es keinen Nachweis dafür. Trotzdem sollten Medikamente natürlich nur dann eingenommen werden, wenn sie wirklich nötig sind. Vor Missbrauch ist zu warnen – Patienten mit Magersucht zum Beispiel benutzen häufig Abführmittel, um kein Gewicht zuzulegen. Es gibt keine Hinweise, dass diese auf Dauer neurotoxisch wirken, also Nerven beschädigt oder zerstört werden. Dass Arzneien mit der Zeit unwirksam werden, wird ab und an beobachtet. Der Körper gewöhnt sich dann an den Wirkmechanismus und reagiert nicht mehr.

Die meisten Menschen in Deutschland, die Abführmittel nehmen, so hat eine Untersuchung ergeben, sind unzufrieden mit dem Erfolg. Wenn Unzufriedenheit mit Laxanzien geäußert wurde, so betraf dies in erster Linie die unzureichende Wirkung auf Blähungen, gefolgt von mangelnder Behebung der Einzelsymptome der Obstipation und der schlechten Vorhersagbarkeit des Wirkungseintritts. Daneben wurden ein zu langsamer Wirkungseintritt und Nebenwirkungen genannt.

Beckenboden-Blockade

Körperliche Veränderungen können auf mechanische Weise Entleerungsstörungen verursachen: Zum Beispiel führt eine Senkung des Beckenbodens durch eine Gewebsschwäche dazu, dass innere Organe auf den Enddarm drücken. Dann kann sich ein Teil der Schleimhaut gegen oder sogar durch den Schließmuskel schieben und den Kot am Austreten hindern. Man kann das – medikamentös unterstützt – mit einem speziellen Beckenbodentraining kurieren. Es gibt auch die Möglichkeit, feine Elektroden an die Rückenmarksnerven der Region zu legen, die dann von außen wie bei einem Schrittmacher den Beckenboden stimulieren. Das ist eine Therapie (Sakralnervenstimulation), die bei Stuhl- und Urininkontinenz eingesetzt wird. In schweren Fällen muss die Stuhlentleerungsstörung operativ behandelt werden.

Man kann den Stuhlgang übrigens auch richtiggehend verlernen. Das kann passieren, wenn das Pressen schmerzhaft ist, zum Beispiel nach einer OP, Geburt oder bei einer Analfissur, also einem schmerzhaften Einriss in der Haut des Analkanals. Die Betroffenen spannen reflexhaft den Beckenboden an, um dem Schmerz aus dem Weg zu gehen, anstatt zu entspannen. Wenn sie das lange genug tun, dann verlernen sie das natürliche Pressen und müssen es durch gezielte Übungen wieder neu lernen.

Zur morgendlichen Körperpflege gehört auch ein regelmäßiger Stuhlgang – glauben viele Menschen, auch Ärzte. Aber ist das wirklich so? Es stimmt, morgens »springt« der Dickdarm nach der Nachtruhe an. Das Frühstück setzt einen zusätzlichen Reiz, der den Darm in Bewegung bringt und den Inhalt weiterbefördert, um Platz zu machen. Morgens ist dieser gastrokolische Reflex am größten. Aber heißt das auch, dass Menschen, die den Toilettengang am Morgen wegen der Alltagshektik »verpassen«, sich eine Verstopfung sozusagen antrainieren? »Habituelle Obstipation« heißt das im Medizinerdeutsch.

Paul hat mit einer Gruppe von Freiwilligen vor vielen Jahren eine Studie dazu durchgeführt. Die Probanden bekamen

Geld dafür, keinen Stuhlgang zu haben. Für jeden Tag, an dem sie nicht abführten, einen höheren Betrag. Das Ergebnis: Man kann den Stuhlgang sehr lange unterdrücken und so eine »habituelle Obstipation« erzeugen – bis zu sieben Tagen, danach hat er die Studie aus ethischen Gründen beendet.

Umgekehrt trainiert Regelmäßigkeit den Körper dazu, sich in seinem Darmrhythmus darauf einzustellen. Bei chronisch Verstopften allerdings reicht das nicht aus, um eine Änderung herbeizuführen.

Was die Angst vor Verstopfung angeht, so ist wichtig zu betonen, dass man sich nicht durch seinen eigenen Stuhl »vergiften« kann – auch wenn das viele Patienten glauben. Das Risiko einer langandauernden Verstopfung liegt woanders: nicht im biochemischen, sondern im biophysikalischen Bereich – durch eine langanhaltende Verstopfung kann es zu einem krankhaft vergrößerten Darm, einem Megakolon, kommen. Ähnlich wie das angeborene Hirschsprung-Syndrom kann das zu anhaltenden Spasmen führen und so den Darm lahmlegen. Und hier eine Warnung: Den geweiteten Abschnitt herauszuschneiden, wie immer wieder von Ärzten empfohlen wird, bringt in den seltensten Fällen das gewünschte Ergebnis! Die betroffenen Patienten sollten vor einer solchen Operation auf jeden Fall Rat in einem spezialisierten Zentrum suchen, das sich nicht nur auf Gastroenterologie, sondern auch auf Neurogastroenterologie versteht.

Was ist normal?

Die Angst vor Verstopfung ist häufig groß – obwohl die Kriterien dafür, was eine »normale« Stuhlfrequenz ist, sehr weit gefasst sind. Ein Stuhlgang alle drei Tage (eine Frequenz, die manche Menschen bereits in Panik versetzt) ist physiologisch und medizinisch gesehen noch in Ordnung. »Verstopft« ist man erst, wenn dann immer noch nichts geht und ein Gefühl der Verstopfung empfunden wird. Entscheidend ist im Zweifelsfall weniger die Stuhlfrequenz, sondern die Beschwerden des Patienten. Im Extremfall kann also ein Mensch mit einem Stuhlgang pro Woche, aber komplett ohne Beschwerden, völlig normal sein. Auf der anderen Seite empfinden viele Patienten eine Verstopfung, obwohl sie, auch teilweise mit Abführhilfen, eine regelmäßige Stuhlfrequenz haben. Und hier noch ein Kuriosum: Manchmal kommen Patienten, weil sie ständig Durchfall haben. Bei ihnen stellt sich dann heraus, dass sie so anhaltend verstopft sind, dass die Bakterien Zeit haben, den Kot am Rand zu verflüssigen. Dieser läuft dann an der Darmwand entlang zum After. Sie haben also Durchfall und Verstopfung! Die Mediziner sprechen dabei von paradoxem Durchfall.

Ein akut kritischer Zustand ist allerdings eine »Pseudoobstruktion« (Ogilvie-Syndrom), wie sie nach Infektionen, Operationen oder anderen Verletzungen eintreten kann. Durch eine massive Funktionsstörung des Bauchhirns verfällt der Dickdarm in eine Lähmung, füllt sich mit Luft und schwillt immer mehr an, bis er monströs aufgebläht ist. Er kann dann im Durchmesser bis über zwölf Zentimeter erreichen. Diese Patienten muss man durch eine Endoskopie entlasten. In schweren Fällen operieren die Ärzte sogar und legen vorübergehend einen künstlichen Darmausgang.

Ähnlich, wie nicht jeder Tag ohne Stuhlgang Verstopfung bedeutet, so ist auch flüssiger Stuhl noch lange kein Durchfall. Davon ist in der Gastroenterologie erst dann die Rede, wenn dreimal oder öfter täglich dünner Kot ausgeschieden wird. Dahinter kann aber auch eine Verstopfung stecken, zum Beispiel wenn wegen einer Stuhlentleerungsstörung in mehreren kleinen Portionen ausgeschieden wird. Auch verengte Stellen im Darm, verursacht durch chronische Entzündungen, Operationen und Tumore, können sich als Durchfall tarnen (siehe oben).

Durchfall nach einer Infektion ist hingegen eine Abwehrreaktion des Körpers: Der Erreger oder das Gift, das vielleicht in einem Lebensmittel steckte, soll so schnell wie möglich den Körper wieder verlassen, um dort möglichst wenig Schaden anzurichten. Deshalb ist es auch nicht sinnvoll, bei jedem Reisedurchfall gleich ein Medikament gegen Durchfall einzunehmen. Sie sollten allerdings darauf achten, dass der Körper nicht zu viel Wasser, Salze und Verdauungssäfte verliert, sonst besteht die Gefahr der Austrocknung. Das gilt vor allem für Kinder, aber auch für ältere Menschen.

Die Cholera ist ein gutes Beispiel. Diese Bakterieninfektion ist zwar in Europa inzwischen selten geworden, aber in vielen Ländern der Erde noch immer eine Gefahr. Das von den auslösenden Bakterien ausgeschiedene Gift Choleratoxin dockt spezifisch an Epithelzellen an und aktiviert den Guanylinrezeptor. Einen entscheidenden Anteil am Cholera-Durchfall hat jedoch die durch Choleratoxin stimulierte Serotoninfreisetzung, so eine Studie von Ove Lundgren der Universität Göteborg. Dieser Botenstoff aktiviert wiederum Nervenzellen des Bauchhirns (Plexus submucosus), die dann in der Schleimhaut die Ausschüttung von Chlorid und damit auch Wasser verstärken und zu einer lebensbedrohlichen Dehydration führen können.

Welche Rolle das Nervensystem im Darm bei der Körperabwehr spielt, ist noch wenig erforscht. Die Immunologie hat sich bisher vor allem um die spezialisierten Abwehrzellen gekümmert. Dadurch sind sehr alltägliche, aber mitunter auch lebensbedrohliche Phänomene wie der Durchfall noch nicht völlig aufgeklärt. Wenn Erreger im Darm Entzündungen erzeugen, könnte das Nervensystem dazu dienen, die Immunabwehr zu unterstützen und deren Abwehrmechanismen zu potenzieren – indem zum Beispiel verstärkt Wasser freigesetzt wird. Gleichzeitig vermehren sich die Darmbewegungen, was zur Verdünnung des Darminhalts und zur Austreibung der Erreger führt. Das ist plausibel, aber es gibt auch noch eine andere Sichtweise: Die Erreger, die Durchfall erzeugen, sind nämlich aquatische Lebewesen, brauchen also Wasser zum Überleben und schaffen sich deshalb ein entsprechendes Biotop. So hilft nach dieser These der Durchfall dem Wirt *und* dem Erreger.

Durchfälle können auch die Folge von Eingriffen in das Verdauungssystem sein: zum Beispiel, wenn als Folge der chronisch-entzündlichen Darmerkrankung Morbus Crohn Teile des Dünndarms herausgeschnitten wurden. Nach einer solchen Operation werden die Gallensäuren, die zur Fettverdauung in den Zwölffingerdarm entlassen wurden, nicht mehr ausreichend vom Ende des Dünndarms aufgenommen. Sie gelangen in den Dickdarm und stimulieren dort das submuköse Nervennetz zur Sekretion von Ionen und Wasser.

Durchfall kann auch durch einen Tumor erzeugt werden, der Mediatoren freisetzt, die Sekretion fördern. Dies sind in der Regel neuroendokrine Tumore, die auch Serotonin produzieren können. Dieser wässrige Durchfall wird als sekretorische Diarrhoe bezeichnet und hängt nicht davon ab, was verzehrt wurde.

Blowin' in the wind

Als »Dr. Fart«, also Dr. Pups, ist der Mann bekannt, der am meisten zur Erforschung von Blähungen beigetragen hat, Michael D. Levitt, Professor an der University of Minnesota Medical School. Seit vielen Jahrzehnten beschäftigt er sich mit dem Phänomen der Flatulenz, hat Duftexperten darauf angesetzt, chemische Analysen gemacht und tragbare Systeme entwickelt, die Blähungen zumindest für die Mitmenschen neutralisieren sollen. Eine der Fragestellungen stammt aus der Raumfahrt, denn die NASA hatte sogar Sorge, dass es durch Blähungen zu Explosionen in den Raumstationen kommen könne.

Immer wieder befassten sich Gastroenterologen, aber auch populäre Medien mit Levitt und seinen Befunden – manchmal mit leiser Ironie, häufig aber auch mit drastischen Witzen. Dabei sind Blähungen ein sehr ernsthaftes Thema, das für die Betroffenen sehr unangenehme Folgen haben kann: Zum Beispiel wenn ein älterer Herr einen völlig verspannten Bauch hat, unter anderem, weil er in 40 Ehejahren aus Scham und Höflichkeit nie die Winde in seinem Bauch in die Freiheit entlassen hat, auch wenn das weh tat.

Levitt hat sogar dazu beigetragen, Leben zu retten, denn Darmgase können in bestimmten Kombinationen explodieren, und in den 1980er Jahren kam es tatsächlich zu mehreren tödlichen Vorfällen während Bauch-OPs durch die explosive Reaktion von Wasserstoff und Methan. Die Forschungen von Levitt haben dazu beigetragen, dieses Risiko zu minimieren.

Gase im Darm sind trotzdem normal und im Großen und Ganzen unschädlich. Sie sind das Produkt der Stoffwechselprodukte der Bakterien im Darm, die bei der Fermentierung der Nahrungsreste, aber auch von Schleim und Verdauungsenzymen, vor allem Wasserstoff ausstoßen, einige auch Methan. Der größte Teil des Gases wird über die Darmschleimhaut wieder aufgenommen. Ausgeschieden wird täglich ein Volumen zwischen 0,4 und 2,5 Litern. Im Gegensatz zu den Blähungen, die im Bauchinneren drücken und kneifen, nennt die Medizin die ausgeschiedene Luft Flatulenz. Zum Problem werden Blähungen erst, wenn sich Menschen unangenehm gebläht fühlen, vielleicht auch Schmerzen fühlen, und sich entweder nicht erleichtern können oder aus sozialen Gründen die Fürze zurückhalten.

Gase können aber eine wichtige Signalfunktion haben. Schwefelwasserstoff, Stickstoffmonoxid oder Kohlenmonoxid zum Beispiel werden von Nervenzellen des Bauchhirns selbst produziert und als Neurotransmitter genutzt. Je nach Zusammensetzung der Mikrobiota, und diese hängt natürlich von der Ernährung ab, haben Menschen Blähungen in unterschiedlichem Umfang. Methanbildende Bakterien sind normaler Bestandteil der Mikrobiota, da durch sie der von anderen Bakterien gebildete Wasserstoff (H) gebunden wird.

Woher wissen wir überhaupt, dass der Druck auf unseren Anus von einer Gasblase herrührt – und nicht von Kot? Dafür sorgen lokale Nerven. Manche Menschen, deren Empfindungen in diesem Bereich verändert sind, zum Beispiel durch Narben nach Hämorrhoiden-Operationen, können das nicht mehr unterscheiden, sondern werden dann inkontinent, weil sie einem »falschen Freund« Raum geben.

Manche Menschen, die chronisch verstopft sind, interpretieren den Druck in ihrem Bauch eher als Blähungen. Vermutlich entstehen aber – das ist nicht einfach zu messen – auch wirklich mehr Gase bei der Zersetzung, weil die Kontaktzeit mit den Bakterien durch die Obstipation länger ist.

Besonders schwer zu behandeln sind Patienten (häufig junge Frauen), die mit schweren Blähungen zum Arzt kommen. Wir suchen nach einem Fehlverhalten wie vermehrtes Luftschlucken (etwa durch hastiges Essen) oder nach anderen einschlägigen Ursachen: blähende Nahrungsbestandteile, Verstopfung, eine Magenentleerungsstörung oder eine Zuckerunverträglichkeit. Häufig finden wir aber nichts und sind mit unserem Latein am Ende, obwohl die Patientinnen schweren Leidensdruck haben. Manche tragen Bäuche vor sich her, als wären sie schwanger. Gelegentlich stellt sich dann heraus, dass gar keine vermehrte Gasbildung vorliegt, sondern durch Absinken des Zwerchfells und Überstreckung der Lendenwirbelsäule ein dicker Bauch sozusagen nur vorgetäuscht wird.

Blähungen können im Einzelfall gut durch eine Ernährungsumstellung behandelt werden. Ein Beispiel hierfür ist die FODMAP-reduzierte Kost, die fermentierbare (F), Oligo- (O), Di- (D) und Monosaccharide (M) und (A) sowie Polyole (P) vermeidet. Diese einschneidende Form der Diät sollte allerdings nur unter Aufsicht eines Arztes durchgeführt werden. Hierdurch werden die Beschwerden von einer Vielzahl von Reizdarm-Patienten gebessert.

Blähungen und Durchfall: Laktose, Fruktose, Gluten

16 Prozent der Bevölkerung glauben, sie reagierten empfindlich auf Milchzucker – ergab eine Umfrage von Statista im Jahr 2016. Der wirkliche Anteil derjenigen, die eine Milchzucker-Malabsorption haben, liegt aber nur bei etwa einem Drittel dieser Zahl. Die »Laktoseangst« wird von einer riesigen Marktmaschinerie angetrieben: In den Regalen der Supermärkte und Bioläden stehen Produkte, die bis zu

viermal teurer sind, aber für viele Menschen ohne Nutzen sind. Es ist leichter und einfacher zu glauben, die Darmbeschwerden nach dem Essen kämen von einzelnen Essensbestandteilen, als anzunehmen, man habe zu viel gegessen oder getrunken oder andere »externe« Faktoren hätten den Verdauungsprozess gestört.

Nahrungseinflüsse sind also sehr subjektiv belegt. Klinisch eindeutige Nahrungsallergien beim Erwachsenen sind im Gegensatz zu den Kindern äußerst selten und können die Allergene Weizen, Milch, Ei, Soja, Nüsse und Meeresfrüchte betreffen. Eine Studie aus Berlin konnte eindrucksvoll zeigen, dass etwa ein Drittel der Menschen mit Beschwerden meinten, eine Nahrungsunverträglichkeit oder -allergie zu haben. Die objektiven Untersuchungen konnten dies aber nur bei etwa drei Prozent nachweisen.

Weitere Nahrungsunverträglichkeiten existieren gegen diverse Zucker, bedingt durch Enzymmangel (etwa Laktose) oder Störungen der Transporter (Fruktose), sowie gegen Gluten nach Ausschluss einer Sprue (s. unten).

Die Sprue (Zöliakie) ist eine Immunreaktion auf das Klebereiweiß Gluten im Weizen: Sie führt zu einer Entzündung mit Abnahme der Schleimhaut im Dünndarm. Aber auch Patienten ohne Sprue können auf Gluten oder andere Weizenbestandteile mit Beschwerden reagieren. Hier ist zwar keine Entzündung festzustellen, es wird aber eine Beteiligung des angeborenen Immunsystems vermutet. Patienten mit funktionellen Magen-Darm-Störungen reagieren besonders sensibel, weil ihre Empfindungsschwellen im Darm niedriger sind. Im Gegensatz zu diesen über das Immunsystem vermittelten Nahrungsunverträglichkeiten findet sich beim sogenannten Histaminintoleranzsyndrom eine vermehrte Bildung oder Nahrungszufuhr von Histamin, eine verstärkte

Histaminwirkung beziehungsweise eine Abbaustörung. Es gibt Patienten die ein sogenanntes Mastzell-Aktivierungssyndrom haben. Dies äußert sich darin, dass hypersensible Mastzellen nach Nahrung zu viel Histamin freisetzen. Dieser Botenstoff aktiviert enterische Nervenzellen. Das führt zu vermehrter Kontraktion und Sekretion. Bei manchen Reizdarm-Patienten hat Thomas dies zeigen und behandeln können.

Nahrungsunverträglichkeiten sind in der klinischen Praxis schwer zu objektivieren, da es nur für die Unverträglichkeiten von Milchzucker, Fruchtzucker und Sorbit geeignete Tests (Wasserstoffatemtests) gibt.

Kriminalistische Fahndung

Als echte Krankheit erkennt die moderne Medizin nur an, was sich in klaren Grenzen abbildet. Da haben wir in der Neurogastroenterologie ein Problem. Wir haben zwar enorm viele Erkenntnisse und Daten aus der Grundlagenforschung, wir wissen vieles über Aufbau und Funktionsweise der Darmnerven – aber unsere Daten ergeben noch kein klares Bild, sondern ähneln einem unfertigen Puzzle. Deshalb wäre es so wichtig, die Forschung auf diesem Gebiet zu intensivieren.

Immer wieder stehen wir vor Rätseln, die wir trotz aller Bemühungen nicht lösen können. Thomas zum Beispiel hatte Patientinnen, die über viele Tage keinen Stuhlgang hatten. Abführmittel halfen nicht. Sie standen kurz vor der OP, um den ausgeprägten Leidensdruck zu beseitigen. Thomas ließ das keine Ruhe, er veranlasste, dass zuvor Proben aus dem Dickdarm genommen wurden. Diese liefern nicht nur ein Stückchen

Schleimhaut. Moderne endoskopische Techniken ermöglichen, dass eine Gewebsprobe aus dem gesamten Querschnitt der Darmwand gemacht werden kann, ohne dass die Patienten zu Schaden kommen. Die kleine Wunde wird per Clip sofort wieder verschlossen.

Thomas schickte Präparate nach Freising zu Michael ins Labor. Dort suchten die Forscher nach speziellen Änderungen in Nerven sowie in Glia- und Immunzellen. Sie fanden zwar eindeutige Veränderungen bestimmter Marker von Nervenzellen im Darm – wir wissen aber bis heute nicht, ob sie eine der Ursachen für die Verstopfung sind. Auch einer der weltweit führenden Experten, Thilo Wedel von der Universität Kiel, der nun weitere Gewebsproben erhielt, konnte keine morphologischen Veränderungen finden: Die Untersuchung sämtlicher Strukturen innerhalb der Darmwand wie Schleimhaut, Muskulatur, Nervenzelldichte, Glia-, Schrittmacher- und Immunzellen ergab keinen Befund.

Ähnlich ist es beim Reizmagen oder Reizdarm. Auch hier finden wir keine einheitlichen organischen Veränderungen. Was wir inzwischen wissen: Solche funktionellen Erkrankungen bestehen aus vielen unterschiedlichen Subgruppen von Erkrankungen. In der Grundlagenforschung hat man auch zahlreiche potenzielle Biomarker gefunden, um diese zu unterscheiden. Das Dilemma besteht zurzeit darin, dass noch keiner dieser Biomarker in der Klinik flächendeckend eingesetzt werden kann, um dann entsprechende Therapien zu entwickeln. Zum einen sind die Messungen zu teuer und werden im deutschen Abrechnungssystem nicht abgebildet, zum anderen muss die Spezifität (also die Wahrscheinlichkeit, eine gesunde Person als gesund zu erkennen) und Sensitivität (also die Wahrscheinlichkeit, eine erkrankte Person als krank zu erkennen) verbessert werden. Bisher hat die Erhebung eines Biomarkers auch nur bedingt Einfluss auf die Therapie, teilweise wegen Mangel an entsprechenden Medikamenten.

Es gibt aber Licht am Ende des Tunnels, wie ein Beispiel aus der Mayo Klinik in den USA zeigt. Patienten mit Störungen der Gallensäure-Rückresorption können erfolgreich mit Medikamenten behandelt werden, die Gallensäuren binden und damit ihre negative Wirkung im Dickdarm (Durchfall) verhindern. Dieses Beispiel zeigt, wie wichtig die Forschung zu Biomarkern ist, um die einzelnen Subgruppen des Reizdarms zu unterscheiden. Zu den vielversprechenden Biomarkern gehören die Messung von Mediatoren im Biopsieüberstand, im Stuhl und im Blut ebenso wie genetische Untersuchungen, Befundung der Darmwand durch einen Pathologen und Transitmessungen im Darm.

Supranasal

Was aber kein klar umrissenes Muster hat, wird von der Medizin nicht ernst genommen. Das Leiden sei »supranasal«, heißt es dann im Ärztejargon, der vor den Patienten verbergen soll, was wirklich gemeint ist: Das Problem liegt »über der Nase«, also eigentlich im Kopf. Die Menschen, die unter nervösen Beschwerden des Verdauungstraktes leiden, »spinnen« aber natürlich nicht: Sie stehen vielmehr unter enormem Leidensdruck und werden trotzdem von vielen Ärzten nicht ernst genommen. Wer unter einem »unklaren Bauch« leidet, muss lange von Arzt zu Arzt rennen, bis sich herausstellt, dass hinter den Beschwerden eine Schluckstörung oder eine krankhaft veränderte Magenentleerung oder Darmpassage stecken.

Insgesamt, muss man kritisch sagen, ist der Ansatz, solche funktionellen Syndrome in ein bestimmtes Krankheitsbild »pressen« zu wollen, falsch. Sich dabei nur an den Symptomen zu orientieren – wie das in den bereits zitierten Rom-Kriterien getan wird – bringt uns nicht weiter. Momentan fehlen die klinisch einsetzbaren Methoden, um Bauchhirnscans oder die Bauchhirn-Kopfhirn-Kommunikation abzubilden und daraus Diagnosen abzuleiten. Wir müssen präzisere Ursachenforschung betreiben und eine komplexere Diagnostik einleiten, bevor wir die Patienten »auf Verdacht« behandeln. Aber auch hierfür ist weitere Forschung nötig.

Wir wissen inzwischen genau, an welchen Stellen des Verdauungstraktes es zu Funktionsstörungen kommen kann. Die Grundlagenforschung kann etliche Pathomechanismen als vermutete Ursache aufzeigen – Auffälligkeiten in den Netzwerken des Bauchhirns. Aber die Verbindung zu den Krankheitsbildern im klinischen Alltag lässt sich häufig nicht herstellen. Was läuft hier falsch? Orientieren wir uns an falschen Indikatoren? Wäre der »Neuro-Anteil« in der Gastroenterologie größer und nicht nur ein Spezialinteresse einiger weniger internationaler Forscher, dann wären wir vielleicht schon weiter.

Von Mäusen und Menschen

Es ist also noch viel Forschung nötig, und dafür brauchen wir Tiermodelle. Der Einsatz von Tieren in der Forschung ist gesellschaftlich heftig umstritten, aus Sicht der Wissenschaft aber notwendig – dort, wo es keine Alternativen gibt. In der Neurogastroenterologie-Forschung wurden – seit ihren Anfängen – auch immer wieder Meerschweinchen oder Mäuse herangezogen.

Mäuse zum Beispiel haben den unschlagbaren Vorteil, dass die Forscher bei ihnen bestimmte Gene an- oder abschalten können. Anschließend kann man sie dann klonen, um Lebewesen mit ganz bestimmten definierten Eigenschaften zu erhalten. Das macht es viel einfacher, an ihnen entzündliche immunologische Prozesse wie bei der Colitis ulcerosa zu untersuchen oder die Wirkung der Mikrobiota auf das Verhalten zu testen. Die Wissenschaftler können Versuchungsanordnungen entwickeln und noch in der dritten oder vierten Generation messen, was sich verändert hat.

Auf der anderen Seite haben diese »Genmäuse« den Nachteil, dass sie im Labor gezüchtet wurden und kein artgerechtes Verhalten in Freiheit entwickeln können. Die Daten der Tierversuche lassen sich weder eins zu eins auf Artgenossen in der Natur übertragen, noch unmittelbar auf den Menschen. In der pharmakologischen Forschung bestätigt sich das immer wieder – dann, wenn Medikamente, die im Labor und an Tieren getestet so vielversprechend aussahen, in der klinischen Prüfung glatt durchfallen.

Früher hat die Wissenschaft auch an Menschen Experimente gemacht, die heute zu Recht keine Ethikkommission mehr passieren würden. Zum Beispiel Verhaltensstudien, bei denen Kinder als »Versuchskaninchen« dienten. Heute testet man die Folgen einer Trennung von der Mutter an Rattenjungen. Mindestens ebenso wichtig wie die festgestellten krankhaften Folgen ist dabei auch die Frage, warum ein erheblicher Teil des Nachwuchses gar keinen Schaden nahm. Wir sollten uns also nicht zu stark auf krank machende Faktoren fokussieren, sondern auch nach den schützenden Faktoren, den Ursachen der Resilienz, suchen.

Affentheater

Primaten werden so gut wie nie mehr für Experimente herangezogen. Eine Ausnahme ist eine Studie an Lisztäffchen, einer Krallenaffen-Art, die wegen ihrer charakteristischen Haarpracht nach dem ungarischen Komponisten benannt wurde. Sie leben in Kolumbien sehr nah um den Äquator. Weil dort eine mehr oder weniger konstante Temperatur herrscht, haben sie nur eine sehr begrenzte Fähigkeit, sich zu akklimatisieren. Wenn die Temperaturen unter 32°C fallen, dann gerät ihr Körper rasch in Stress. Die typische Folge ist bei ihnen eine entzündliche Darmerkrankung, die Colitis.

Entdeckt wurde das in den 1990er Jahren, als Jackie Wood (wie bereits erwähnt einer der Väter der Neurogastroenterologie) und Owen Peck (ein Gastroenterologe aus Nevada, dem übrigens das Haus gehörte, welches Marilyn Monroe während der Dreharbeiten zu »Misfits« bewohnte … aber das ist eine andere Geschichte) wildlebende wie auch im Zoo gehaltene Lisztäffchen untersuchten. Sie fanden Erstaunliches. Die Zootiere litten zu 65 Prozent an schweren Darmentzündungen, 20 Prozent hatten leichtere, und in vielen Fällen konnte bereits Kolonkrebs oder Vorläuferstadien entdeckt werden.

Die gleichen Untersuchungen führten die beiden auch in der Wildnis durch. Es war eine riesige Herausforderung, die Äffchen zu fangen und anschließend zu endoskopieren. Das Ergebnis: Zwar zeigten auch 13 Prozent der wildlebenden Äffchen milde Formen der Entzündung, aber keinerlei schwere Entzündungen oder gar Kolonkrebs. Die rigide »Sozialpolitik« in der Horde sorgt allerdings dafür, dass wirklich kranke Tiere nicht überleben, sondern so lange von ihren Artgenossen malträtiert werden, bis sie sich in einem Fluss treiben lassen und dort ertrinken.

Wood und Peck untersuchten, wie sich Klima- und sozialer Stress auf den Darm der Tiere auswirkten. Bei den an einer Entzündung leidenden Tieren fanden sie im Dickdarm einen Mangel an kurzkettigen Fettsäuren, die normalerweise die Schleimhaut schützen. Darüber hinaus zeigten sich Änderungen im Mikrobiom, im Stuhl der erkrankten Tiere wurde eine Helicobacter-Subspezies gefunden. Leider ging den Forschern das Geld aus, bevor sie identifiziert werden konnte.

Dass auch das Mikrobiom schuld an den Entzündungen war, konnten die Forscher aber in einem anderen Experiment noch beweisen. Sie trennten dafür ein Stück Dickdarm durch eine Schlinge vom übrigen Darm, so dass dieser Abschnitt mit dem Darminhalt nicht mehr in Kontakt kam. Dort blieb die Entzündung aus.

Ein zentraler Faktor für die Gesundheit der Tiere, so stellte sich auch heraus, sind die konstanten Klima- und Umweltbedingungen am Äquator. Denn auch in der Gefangenschaft geht die Häufigkeit der Colitis massiv zurück, wenn die Affen unter ihren natürlichen klimatischen Bedingungen leben können.

Was hat das nun alles mit Nerven zu tun? Spätere Studien konnten zeigen, dass bei den erkrankten Lisztäffchen die medikamentöse Blockade des Neurotransmitters Substanz P die Entstehung der Colitis verhindern kann. Substanz P ist ein Transmitter im Bauchhirn und in der Darm-Hirn-Achse. Er wirkt unter anderem entzündungsfördernd, da er die Blutgefäße erweitert und so Entzündungszellen in das Gewebe einwandern. Dies ist ein Beispiel für die Bedeutung der Axonkollaterale – das sind die bereits erwähnten Nervenfasern der

Darm-Hirn-Achse, die sich noch in der Darmwand verzweigen, bevor sie zum Rückenmark ziehen.

Ähnlich wie in der Haut und der Lunge gibt es also auch im Darm das Phänomen der neurogenen Entzündung, also einer durch Nerven ausgelösten Entzündung. Jeder kennt das Phänomen, dass sich die Haut rötet, wenn sie schmerzhaft stimuliert wird – zum Beispiel durch Kratzen (Flare-Reaktion). Dabei aktivieren Nerven Immunzellen. Dass das auch zu einem akuten Entzündungsschub im Darm führen kann, wurde 1999 vom Maastrichter Chirurgen Marius Kemler eindrucksvoll beschrieben: Kemler implantierte einem Patienten Elektroden in das Rückenmark, um durch elektrische Impulse und damit einhergehende Stimulation der Nerven chronische Schmerzen nach einem Armbruch zu therapieren. Der Patient litt an Colitis ulcerosa, hatte aber in den vergangenen fünf Jahren keinen akuten Schub gehabt, war also medikamentös gut eingestellt.

Die Implantation war erfolgreich, und die Schmerzen wurden durch die Behandlung mit elektrischen Impulsen wesentlich erträglicher. Zweieinhalb Monate später brach die Colitis wieder aus. Die Ärzte überzeugten den Patienten, dass der akute Schub reiner Zufall sein könnte, und er willigte schließlich ein, die Nervenstimulation gegen die Schmerzen im Arm weiterzuführen. Zwei Wochen später bekam der Patient einen weiteren Colitis-Schub. Nach seinen Aussagen waren beide Schübe außerdem schlimmer als alle vorherigen. Der Patient war danach nicht mehr zu überzeugen, die Stimulation weiterzuführen, und die Elektroden wurden wieder entfernt. Er lebte lieber mit dem chronischen Schmerz im Arm.

Während der Beobachtungszeit eines weiteren Jahres trat dann kein akuter Schub mehr auf.

Es ist sehr wahrscheinlich, dass die Nervenstimulation in der Darmwand zur Ausschüttung von Substanz P führte, was dann entzündungsfördernd wirkte – und das ist die Verbindung zwischen dem Lisztäffchen und dem Patienten aus Maastricht. Dazu passt, dass sich in einem Mausmodell ein Zuviel an Nerven im Bauchhirn eher entzündungsfördernd auswirkte.

Colitis-Patienten – wie auch Morbus-Crohn-Patienten – haben eine chronisch veränderte Transmitter-Ausstattung in Bauchhirn und Darm-Hirn-Achse. Das Nervensystem des Menschen – egal, ob das zentral gesteuerte oder das des Bauchhirns – hat also über Botenstoffe Einfluss auf die Immunabwehr. Welche Rolle das Mikrobiom im Darm dabei spielt und wie sich das sogar auf die Psyche auswirken kann – vielleicht sogar unter dem Einfluss der Nahrung, die wir zu uns nehmen –, ist Thema des nächsten Kapitels. Dort geht es um das berühmte »gut feeling«.

5. Wie der Bauch unser Denken und Fühlen beeinflusst

Warum besitzen wir zwei Gehirne? Das war die Leitfrage, mit der wir uns gemeinsam in dieses Buch aufgemacht haben, Sie als Leser und wir als Forscher. Vielleicht kommen wir einer Antwort näher, wenn wir erkunden, was sich hinter dem oft zitierten Bauchgefühl versteckt. Viele Menschen stellen sich das so vor: Der Kopf trifft die rationalen, bewussten Entscheidungen, und die Gefühle oder die Intuition stecken im Bauch.

So einfach ist das aber nicht. Zum einen sind rationale Überlegungen und Entscheidungen der geringste Teil der Hirntätigkeit – der weitaus größere befasst sich mit der meist unbewussten Verarbeitung von unzähligen Informationen, die rund um die Uhr auf uns einwirken. Dazwischen haben auch Gefühle und Erinnerungen ihren Platz, auch wenn uns viele davon nicht ständig präsent sind. Wo aber bleiben die zahlreichen Impulse des Verdauungssystems, von denen bereits immer wieder die Rede war? Und werden sie uns wirklich als Bauchgefühle bewusst, wenn wir – beim Aktienkauf oder der Partnerwahl – Entscheidungen treffen, von denen die Hirnforschung sagt, dass sie schon längst gefällt sind, bevor sie uns überhaupt bewusst werden?

Wo steckt der Bauch im Kopf?

Auf der Großhirnrinde ist der Darm nicht repräsentiert, wohl aber in den entwicklungsgeschichtlich älteren kortikalen Strukturen, die tiefer im Gehirn liegen. Dass Informationen des Verdauungstraktes im Gehirn ankommen, zeigen die evozierten Potenziale (siehe Seite 56) die wir in der Neurogastroenterologie immer wieder ableiten. Allerdings eignen sich solche elektrophysiologischen Signale zwischen Bauch- und Kopfhirn nicht für eine räumliche Kartierung im Gehirn. Imaging-Verfahren wie PET und fMRT, die eine genauere Lokalisierung ermöglichen, zeigen, dass Informationen aus dem Bauchraum auf die Insel projiziert werden, einen kleinen versenkten Abschnitt der Großhirnrinde. Bewusst – zum Beispiel als Schmerz – werden sie nur, wenn sie von da zum äußeren Kortex weitergeleitet werden.

Wenn man die Impulse, die zum Gehirn führen, ihre Reihenfolge und Verschaltung und vielleicht auch noch Veränderungen im Ruhezustand misst, bekommt man – zum Beispiel bei Reizdarm-Patienten – charakteristische Muster. Die zentrale Verarbeitung sensorischer Einflüsse ist verändert. Die vermehrte Empfindlichkeit dieser Patienten im Bauchhirn hat also ein Abbild im Kopfhirn. Die Schmerzen, und das ist hier wichtig, sind also keine Einbildung, wie immer wieder behauptet wird. Dieses Phänomen findet sich auch bei anderen chronischen Schmerzerkrankungen. Wieso äußern sich diese Leiden dann aber im Körper so unterschiedlich?

Patienten mit Reizdarm haben häufig auch noch Fibromyalgie, Kopf- oder Rückenschmerzen, Schlafstörungen oder Depressionen. Ein Teil der Wissenschaftler sieht als gemeinsame Ursache in all dem eine »stressbedingte somatoforme Störung«. Das halten wir für viel zu einfach. Es muss konkrete Wirkmechanismen geben, die zumindest die Ausformung einer Stressreaktion als Reizdarm vermitteln.

Noch so gut wie unerforscht ist dabei auch das Zusammenspiel der Nervenverbindungen, die von den Organen des Bauchraums zum Gehirn führen und die Aktivitäten der Bauchorgane koordinieren. Zum Teil liegt das daran, dass wir natürlich nicht einfach eine Nadel hineinstecken können, um zu sehen, was als Folge im Gehirn ankommt. Das Pankreas verfügt über ein eigenes Nervennetz, das vermutlich im Dünndarm entspringt. Die Nervenzellen sind denen im Hypothalamus sehr ähnlich, welche dort die Nahrungsaufnahme steuern. Die Leber hat ebenfalls Nerven, die das zentrale Nervensystem mit Informationen versorgen – aber mit welchen? Wir wissen es nicht. Da sie keinen Schmerz leiten, sind die Neurologen und Pathologen an dieser Fragestellung wenig interessiert. Am ehesten sind auf diesem Gebiet noch Tiermediziner tätig, weil es bei den Verbindungen des Bauchs zum Gehirn häufig um Sättigungssignale geht – das heißt also um optimale Futterverwertung.

Wir wissen, dass die Organe des Bauchraums über Nervenzellen miteinander kommunizieren. Aber was dabei wirklich passiert, das ist unbekannt und wäre ein spannendes Forschungsfeld. Vielleicht könnten wir die häufigen Multi-Organstörungen bei Übergewichtigen besser therapieren, wenn wir das nervale Zusammenspiel zwischen den Bauchorganen kennen würden. Bekannt ist uns eine Verbindung zwischen Leber und den splanchnischen Nerven, wodurch die Durchblutung von Nieren und Darm beeinflusst wird. Auch haben Pankreasentzündungen oder Gallekoliken reflektorische Effekte auf die Darmmotilität.

Was fühlt der Darm?

Bei der Frage, ob im Darm Emotionen entstehen können, wie der oft zitierte Begriff des Bauchgefühls impliziert, kommen sich Paul und Michael sofort in die Haare, denn letztlich ist das, wie bei der Henne und dem Ei, eine philosophische Frage: Was war zuerst? Thomas versucht zu vermitteln: Die Wahrnehmungen aus dem Bauch werden erst im Gehirn emotional bewertet, schlägt er vor, und führen zum Beispiel zu Unwohlsein oder zu den berühmten »Schmetterlingen« im Bauch. Das gilt aber auch für andere Organe wie das Herz. Dahinter steckt das Phänomen der »Interozeption«: Das Gehirn nimmt Körperprozesse wahr und versucht sie zu regulieren, wobei sich gleichzeitig das Befinden, die Stimmung und globale Gefühle wie etwa Anspannung oder Entspannung, Frische oder Müdigkeit verändern.

Fest steht, dass der Darm Wahrnehmungen hat: Seine vielen Sinneszellen registrieren Druck und Dehnung, Temperatur und Säuren. Ja, er verfügt sogar über Geschmackssensoren! In der Darmschleimhaut haben Münchner Forscher zum Beispiel Geruchssensoren für Aromastoffe wie Thymian, Gewürznelken und Muskatnuss gefunden und festgestellt, dass sie zur Ausschüttung von Serotonin führen. Der Darm kann also eigenständig auf Einflüsse reagieren – aber bedeutet das auch, dass er Erfahrungen speichert und Erinnerungen auslöst, wie das Marcel Proust in der »Suche nach der verlorenen Zeit« für den Genuss eines bestimmten Gebäcks beschrieben hat?

Intuition ist die Quelle vieler Entscheidungen in der Wirtschaft, sagt zum Beispiel Nobelpreisträger Daniel Kahneman – und nicht unbedingt unser rationales Denken. Aber wo steckt das so gerühmte »gut feeling«? Im Bauch? Oder im Kopf – als Resultat vieler Eindrücke aus dem Verdauungstrakt, die irgendwann abgespeichert wurden und schnell wieder aktiviert werden können, ohne den Umweg über die Großhirnrinde?

Wenn uns etwas »auf den Magen schlägt« oder »Schmetterlinge« fliegen lässt, dann geht das sehr wahrscheinlich nicht vom Bauchhirn aus. Diese Symptome sind eine Reaktion auf Signale aus dem Gehirn, wo alle unsere Wahrnehmungen und Erfahrungen abgespeichert sind. Häufig ist es eine Stressantwort des Gehirns, die in Bruchteilen von Sekunden über die Hirn-Darm-Achse vermittelt wird und bei der Kaskaden von Botenstoffen in Gang gesetzt werden. Um den evolutionär festgelegten Kampf-oder-Flucht-Reflex zu ermöglichen, macht es zum Beispiel Sinn, die Verdauung lahmzulegen, weil wir die Energie, die dafür notwendig ist, gerade an anderer Stelle brauchen. Aber auch Freude und Liebe können Stress auslösen.

Auf welche Region unseres Körpers wir unsere unbewussten Empfindungen projizieren, ist durch solche Empfindungen auch kulturell kodiert worden. In China gilt die Leibesmitte seit Jahrtausenden als Sitz der Seele. In Japan ist »Hara« das Zentrum der geistigen und körperlichen Kraft eines Menschen – in Europa nur bekannt durch das ehrenvolle »Harakiri«, den rituellen Suizid durch einen Bauchschnitt. Auch in der Bibel wird der Bauch als Sitz der Gefühle erwähnt.

Beschwörende Hypnose

Wenn das Gehirn Stress im Bauchhirn auslösen kann, dann sollte es auch dazu imstande sein, Symptome zu lindern. Der englische Neurogastroenterologe Peter Whorwell aus Manchester hat eine spezifisch auf den Bauch (»gut-directed«) gerichtete Hypnose zur Behandlung von Reizdarmsyndrom oder mysteriösen Oberbauchbeschwerden entwickelt. Von 1000 Probanden empfanden drei Viertel diese Therapie als hilfreich. Die Intensität der Beschwerden sank auf etwa die Hälfte.

Die Hypnose wirkt über eine Tiefenentspannung der Patienten. Sie reduziert die Empfindlichkeit der Eingeweide, mildert die Kontraktionen des Verdauungstrakts und die Säureausschüttung. Wenn sich jemand gebläht fühlt, hilft es ihm, sich unter Hypnose vorzustellen, Luft aus einem Ballon zu lassen. Ist jemand verstopft, sieht er vor seinem inneren Auge einen Fluss, der immer schnell fließt. Die Hypnose beeinflusst nicht nur den Bauch, sondern den gesamten Organismus: Sie wirkt auch beruhigend auf die Herzfrequenz oder den pH-Wert der Haut. Aber da die verwendeten Bilder der Imagination sich alle auf den Darm beziehen, wirkt sie vor allem dort – oder wird vor allem vom Gehirn darauf bezogen.

Was genau bei der Hypnose passiert, ist nicht leicht festzustellen, da wir die Probanden nicht gleichzeitig katheterisieren können. Und erschwerend kommt hinzu, dass Schmerz ohnehin ein sehr subjektives Phänomen ist, dessen Intensität zum größten Teil im Kopf festgelegt wird – und nicht etwa an der Stelle der Schädigung.

Etwa ein Drittel der Bevölkerung lässt sich sehr gut hypnotisieren, ein anderes Drittel muss sich anstrengen, der Rest ist resistent. Der Placebo-Effekt korreliert übrigens mit der Empfänglichkeit für Hypnose – klinische Studien zeigen, dass bei allen funktionellen Syndromen im Schnitt 40 Prozent der Patienten auf ein Scheinmedikament ansprechen und eine Besserung eintritt. Das entspricht dem allgemeinen Standard in klinischen Studien bei diesen funktionellen Erkrankungen. Allerdings gibt es auch bei anderen klar definierten organischen Erkrankungen eine vergleichbar hohe Placeborate. Es ist also nicht so, dass Patienten mit funktionellen Erkrankungen eine besonders hohe Placeborate aufweisen.

Die Psychotherapie erreicht etwas Ähnliches wie die Hypnose – und zwar unabhängig davon, für welche Art sich die Patienten entscheiden: Die Interozeption, die Körperwahrnehmung, wird auf eine neue Ebene gebracht. Das kann man versuchen, über den Kopf zu steuern, in dem man Probleme anspricht. Die Verhaltenstherapie versucht stattdessen, über Entspannung neue Erfahrungen zu ermöglichen oder andere neuro-kognitive Lernprozesse anzustoßen.

Der unbekannte Dritte

Also haben die beiden Hirne alles so halbwegs unter Kontrolle: ein Wechselspiel von »Darm an Hirn« und »Hirn an Darm«? Nicht ganz! Wie im Krimi gibt es den unbekannten Dritten – ein Biotop von Bakterien, genannt Mikrobiom, das so großen Einfluss hat, dass die Neurogastroenterologie bereits von der Mikrobiom-Darm-Hirn-Achse spricht. Es wird immer deutlicher, dass die Bakterien im Körper, und zwar besonders die im Darm, viele Parameter des Körpers verändern können, und zwar zum Guten wie zum Schlechten. Die Beziehung zwischen Mikrobiota, Nerven- und Immunsystem ist grundlegend für die Selbstregulation (Homöostase) des Körpers. Der Schlüssel zum Verständnis und zur Behandlung vieler Krankheiten könnte auf diesem noch weitgehend unerforschten Terrain zu finden sein.

Bisher hatte sich die Medizin höchstens mit einzelnen Krankheitserregern beschäftigt, etwa der positiven Wirkung von Laktobazillen, die der russische Nobelpreisträger Ilja Iljitsch Metschnikow (1845–1916) im Joghurt entdeckt hatte. Das Dresdner Max-Planck-Institut für molekulare Zellbiologie und Genetik hat gerade eine der von Metschnikow postulierten positiven Wirkungen bestätigt: Von Laktobazillen produzierte Milchsäure soll gegen Parkinson helfen.

Im Darm lebt eine verwirrende Vielfalt von Lebewesen – ungefähr 40 Billionen Bakterien. Auch Viren und Pilzsporen gehören zum natürlichen Biotop des Darms. Die genetische Typisierung erlaubt uns erst seit einigen Jahren, etwas Ordnung in diesen Zoo zu bringen. Bei näherer Betrachtung stellt sich dann auch heraus, dass sich die Kolonien auf wenige Hauptstämme und wenige hundert Arten reduzieren. Und es handelt sich um Lebewesen – und keine Pflanzen, deswegen ist der Begriff »Flora« eigentlich falsch, auch wenn er sich eingebürgert hat.

Drei Enterotypen

International und quer zu Ethnien und Herkunftsländern scheinen sich drei Gruppen von Menschen, drei »Enterotypen«, zu unterscheiden: eine, die überwiegend Keime der Gattung Bacteroides in sich trägt, eine zweite mit Prevotella und eine dritte mit Ruminococcus. Von wem wir besiedelt werden, hängt von unserer Umwelt ab: Schon der Weg durch den Geburtskanal ist mit Bakterien gepflastert und die nächsten holt der hungrige Säugling sich von Brustnippeln und Haut seiner Mutter. Dadurch entstehen zum Beispiel Unterschiede in der Darmflora von gestillten und nicht gestillten Babys und auch zwischen solchen, die normal oder durch Kaiserschnitt auf die Welt kamen. Das individuelle Mikrobiom wird zudem relativ schnell durch Nahrungsumstellungen verändert.

Fest steht: Die Mikrobiota beeinflusst sehr früh die Entwicklung des Immunsystems und kurbelt dessen Aktivität an. Eine vaginale Geburt führt zu einer anderen Darmflora als ein Kaiserschnitt. Wenn Säuglinge gestillt oder per Flasche ernährt wurden, führt das ebenfalls zu deutlichen Unterschieden. Es gibt heute eine Fülle von Studien, die bei fast jeder Erkrankung eine veränderte Mikrobiota beschreiben. Es gibt Hinweise, dass das Mikrobiom sogar bei Tumorerkrankungen verändert ist. Die Zeit wird zeigen, wie viel davon für die Entstehung oder Manifestation dieser Erkrankungen wichtig ist.

Ähnliche Lebensumstände bringen ähnliche Lebewesen mit sich. Kein Wunder, dass Verwandte nicht nur ähnliche Bakterienstämme in sich tragen, sondern sie durch engen Kontakt auch untereinander austauschen, ohne sich dessen bewusst zu sein. Nehmen wir Antibiotika, räumen diese gründlich mit den Mikroorganismen im Darm auf und reduzieren sie auf ein Minimum. Doch nach ein paar Wochen füllt sich der entvölkerte Darm wieder mit Mikroorganismen auf – und zwar weitgehend mit den Populationen, die bereits zuvor dort gewohnt haben. Auch Nahrungsumstellungen bringen innerhalb von wenigen Stunden ganze Kolonien zum Zusammenbruch. Doch der Umsturz währt nicht lange an: Die Mikrowelt sortiert sich neu und fängt wieder von vorne an.

Wie sich unsere Mikrobiota zusammensetzt, wird in jedem Fall durch die Nahrung bestimmt. Bestimmte Bakterien können Ballaststoffe besser verarbeiten als andere und werden bei vegetarischer Kost die entsprechende Nische besetzen. Die Mikrobiota kann sich also flexibel an Nahrung anpassen, indem der Anteil einzelner Bakterienarten am Gesamtpool sich verändert. Ein exotisches Beispiel aus der Tierwelt ist das Seepferdchen, das Krill frisst – ziemlich fettreiche Mikrokrebse. Es besitzt keinen Magen, aber die Verdauung übernehmen Bakterien in seinem Darm: Sie produzieren das Enzym Lipase, mit dem sie das Fett spalten und dem Organismus zur Verfügung stellen. Vielleicht werden in Zukunft solche Fähigkeiten für die Entwicklung neuer Probiotika interessant.

Das Geschäft mit dem Kot

In den USA haben sich bereits Firmen aufgemacht, mit Venture-Kapital die Mikrobiom-Forschung anzutreiben. Denn wenn sich herausstellt, dass man damit wirklich Colitis, Diabetes und schweres Übergewicht heilen kann, wie versprochen wird, dann wartet dort das große Geld. Die automatisierte Gen-Sequenzierung der Mikroorganismen soll weitere Details liefern.

Aber unter uns: Die eigentliche therapeutische Methode ist uralt, denn schon im antiken China wurden Fäkalien als Heilmittel eingesetzt. Auch der Eisenacher Arzt Christian Franz Paullini (1643–1712) erwähnte sie in seinem Werk »Heilsame Dreck-Apotheke«. Seit einigen Jahren ist sie plötzlich wieder en vogue: die Stuhl-Transplantation.

Zehntausende von solchen Eingriffen sind in den vergangenen Jahren in den USA schon gemacht worden – viele davon zuhause und ohne ärztliche Überwachung (wovon wir natürlich dringend abraten), denn die Methode ist simpel. Man bereitet aus einer Stuhlprobe einen Extrakt her, vermischt ihn mit einer Kochsalzlösung und injiziert ihn in den Darm, der vorher – wie bei einer Koloskopie – gereinigt und entleert wurde.

Wann und in welcher Form das unter ärztlicher Aufsicht am besten gemacht wird, dazu gibt es nationale und internationale Empfehlungen für Empfänger und Spender. Zurzeit finden weltweit kontrollierte Studien statt, die Stuhlgewinnung, -verarbeitung und die Transplantation standardisieren. Zudem wird intensiv daran geforscht, bei welchen Erkrankungen der Eingriff einer Stuhltransplantation überhaupt angebracht, also wirksam ist. Bei all der Euphorie muss man berücksichtigen, dass mit der Mikrobiota auch krank machende Keime oder andere gefährliche Stoffe übertragen werden können. Der Aufbau einer Stuhlbank als Basis für kontrollierten Transfer von Darmbakterien wäre deshalb sinnvoll. Er stellt aber eine große Herausforderung dar – da man momentan nicht weiß, wie sich gesunder Stuhl zusammensetzt.

Eine Alternative wäre die Herstellung von synthetischem Stuhl, den man aus der Kombination bekannter gesundheitsfördernder Keime zusammensetzen würde. Es kann allerdings bei natürlichem wie synthetischem Stuhl sein, dass derselbe »Stuhl« individuell unterschiedlich wirkt.

Hierzulande ist die Stuhltransplantation bisher nur als »individueller Heilversuch« im klinischen Umfeld erlaubt, wenn keine anderen Mittel geholfen haben. Das gilt außerdem nur für eine Clostridien-Infektion. Diese hartnäckigen und widerstandsfähigen Bakterien, die vor allem immunschwache Patienten befallen, müssen mit massiven Medikamentengeschossen bekämpft werden, die kaum Leben im Darm zurücklassen. Eine Stuhltransplantation hilft dann, die Diversität wieder herzustellen. Sie hält etwa sechs Wochen lang an, bis dahin müssen die eigenen Bakterien »nachgewachsen« sein.

Allein schon, um den Ekel-Faktor gering zu halten, ziehen es Patienten vor, einen Spender aus ihrer Familie zu nehmen – der Großvater zum Beispiel seinen Enkelsohn. Den aus medizinischer Sicht richtigen »Donor« zu finden, ist jedenfalls schwierig, denn wir wissen momentan noch nicht, was wir mit unseren Bakterien (neben unerwünschten Viren!) alles mit übertragen. Die Anfälligkeit für schweres Übergewicht (Adipositas) kann nämlich auf diese Weise auch transferiert werden – zumindest ist das die vermutete Ursache für die starke Gewichtszunahme einer 32-jährigen Mutter (16 Kilo Mehrgewicht in 17 Monaten), der nach einer wiederkehrenden Clostridien-Infektion Stuhl ihrer übergewichtigen Tochter transplantiert worden war.

Dickwerden durch Nahrung wird immer auch durch die Mikrobiota bestimmt: sie versorgt den Wirt mit zusätzlicher Energie, indem sie zum Beispiel Ballaststoffe, die ansonsten im Stuhl verloren gingen, in kurzkettige Fettsäuren wie Butyrat umwandelt und dem Körper zuführt.

Aus Tiermodellen wissen wir, dass zum Beispiel keimfrei herangezogene Mäuse nur ganz schwer dick werden. Sie bleiben 40 Prozent schlanker, obwohl sie 29 Prozent mehr Nahrung erhalten. Jetzt zeigt sich in verschiedenen Studien, dass Gewichtszunahme nicht nur eine Frage des Energie-Inputs ist, sondern auch der bakteriellen Verarbeitung der Nahrung. Bei Übergewichtigen scheint das Verhältnis zwischen zwei zentralen Mikroben-Familien verschoben zu sein: Firmicutes werden bei ihnen von Bacteroides zurückgedrängt. Bacteroides aber holen noch aus Ballaststoffen das Letzte heraus. Sie können selbst Pflanzenfasern, die der Körper normalerweise ausscheidet, in energiereichen Zucker umwandeln. Dieser Stamm wird durch fettreiche Nahrung begünstigt. Menschen, deren Darm von zahlreichen unterschiedlichen Bakterienstämmen besiedelt ist, haben jedoch ein geringeres Risiko, dick zu werden.

Das Sozialverhalten wird von einem bestimmten Teil des Gehirns gesteuert, dem sogenannten Mandelkern, dem Zentrum für Angst oder der emotionalen Bewertung von Situationen.

Der Neurowissenschaftler Roman Stilling, im Team von John Cryan an der Universität Cork, hat sich bei Mäusen angesehen, welchen Einfluss die Mikrobiota auf die Genregulation im Gehirn hat. Das Ergebnis: Im Mandelkern einer Maus mit normalem Mikrobiom waren andere Gene aktiv als in dem einer keimfrei herangewachsenen Maus. Darunter waren auffällig viele Gene, die für die Kommunikation zwischen den Nervenzellen zuständig sind. Die Nervenstruktur ist bei keimfreien Mäusen massiv gestört, da ihre Myelinschichten um die Nerven sehr dick sind. Ihre Nerven leiten langsamer. Das bessert sich sofort, wenn der Darm der Tiere mit einer natürlichen Mikrobiota besiedelt wird.

Heilung aus dem Darm?

Wie lässt sich erklären, dass die Mikrobiota so vielseitige Auswirkungen hat, obwohl sie im Darmlumen isoliert ist? Eine solche mögliche Wirkungskette wurde bei Diabetes Typ 2 untersucht. Diesen sogenannten »Alterszucker« haben nicht nur ältere Menschen, sondern auch schwer Übergewichtige: Bei ihnen ist die Zahl derjenigen Mikroorganismen im Darm reduziert, die Butyrat freisetzen – also Buttersäure, einen Nährstoff für die Darmschleimhaut. Bei Butyrat-Mangel nimmt der Säuregehalt im Darm ab.

Bei Versuchen mit Mäusen haben die Forscher festgestellt, dass die Tiere kaum fett zu bekommen sind, wenn sie keine Darmmikrobiota haben (also keimfrei aufgewachsene Tiere). Sobald diese Tiere aber Mikrobiota von normalen Mäusen erhalten, nehmen sie enorm an Gewicht zu – obwohl sie nicht mehr Nahrung erhalten haben. Das bedeutet natürlich nicht, dass uns die vollständige Entfernung der Mikrobiota per se schlank und fit hält. Es kommt wie immer auf die Zusammensetzung an.

Warum ist das so? Im Zentrum stehen kurzkettige Fettsäuren, die uns die Bakterien zur Verfügung stellen. Dazu gehören Acetat, Proprionat und das schon genannte Butyrat. Während Acetat und Propionat in der Leber für den Aufbau von Glukose und Fett verwendet werden, hat Butyrat lokale Wirkungen im Darm. Es stimuliert enteroendokrine Zellen dazu, PYY und GLP1 auszuschütten. Diese beiden Botenstoffe verbessern die Insulinsensitivität, wirken also einer mit Diabetes Typ 2 verbundenen Fettleibigkeit entgegen.

Daneben reduziert PYY die Darmmotilität und die Magenentleerung. Last but not least ist PYY eines der Hormone, die Sättigung signalisieren. In diesem Sinne sind Butyratproduzierende Bakterien also schützend und positiv. Selbst Butyrat als Nahrungsergänzung führte bei dicken Mäusen zu einer Gewichtsreduktion. Nimmt man dem Butyrat jedoch seine Fettsäurerezeptoren, tritt dieser positive Effekt nicht mehr auf.

Diese Ergebnisse sind auch für den Menschen relevant. Änderungen in der Mikrobiota durch Nahrungsumstellung sind der entscheidende Faktor für die Entstehung und Therapie der Fettleibigkeit.

Butyrat wirkt bei CED protektiv. Wir hatten die kolumbianischen Lisztäffchen erwähnt, die wegen ihrer entzündlichen Darmkrankheit sogar »ins Wasser« gingen. In ihren Dickdärmen gab es zu wenig Butyrat – und damit einen unzureichenden Schutz der Schleimhaut.

In der Tiermedizin ist der Mikrobiota-Transfer übrigens nichts Ungewöhnliches. Michael berichtet aus seiner Zeit am Physiologischen Institut der Tierärztlichen Hochschule in

Hannover von Schafen mit einem künstlichen Loch im Pansen, einer operativ gesetzten Fistel. Über dieses Loch entleerten die Wissenschaftler, wenn das Schaf erkrankte, den Panseninhalt mit einem Schöpflöffel und ersetzten ihn durch Pansenflora aus dem Magen eines gesunden Tieres. Am nächsten Morgen war der vierbeinige Patient tatsächlich wieder völlig gesund! Vieles rund um den Stuhltransfer ist also eine Wiederentdeckung.

Das Thema Mikrobiota-Transfer hat viele Facetten, aber es gibt noch sehr wenige wissenschaftliche Belege, lautet das Fazit von Paul, dessen Leidenschaft es ist, Studien auszuwerten: Die Forschung zur Wirkung von Stuhltransfer auf den Reizdarm beginnt gerade erst; die ersten Ergebnisse sind allerdings enttäuschend, auch wenn einzelne Patienten von einer kurzfristigen Symptomlinderung berichten. Außer für die Clostridien-Infektion gibt es keine Indikation und keine Sicherheit, dass Stuhltransfer hilft. Gleichzeitig bleiben die genannten Risiken.

Denkt die Mikrobiota?

Wer trifft die Entscheidungen – wir selbst oder unsere kleinen Untermieter? Die neuesten Erkenntnisse der Neurogastroenterologie stellen die Frage nach dem freien Willen noch mal ganz neu. Denn Mikroorganismen, die in uns leben, senden Signale zu unserem Gehirn und beeinflussen Stimmung, Psyche und Wohlbefinden. Das bedeutet aber nicht, dass die Mikrobiota selbst »denkt« – in dem Sinne, wie wir es oben bei den Nervenzellen des Bauchgehirns diskutiert (und verneint) haben. Nicht einmal Schwarm-Intelligenz kann man dem Kollektiv der Billionen von Bakterien zugestehen, höchstens ein Reiz-Reaktions-Verhalten, weil alle versuchen, ihrer eigenen Spezies im Kampf gegen die anderen Vorteile zu verschaffen. Lange Zeit hatte man eine Beeinflussung der Psyche durch Mikroorganismen für abwegig gehalten, obwohl zum Beispiel vom Tollwutvirus bekannt war, dass es bei den infizierten Tieren neben Aggressionen auch eine unerklärliche Furcht vor Wasser auslöst. Allerdings ist bei dieser Infektionskrankheit der Erreger direkt in den Kopf gelangt, also dahin, wo normalerweise keine Viren und Bakterien sind.

Eigentlich ist schon erstaunlich, dass sich nach der Wende, die Robert Kochs Mikrobiologie Anfang des 20. Jahrhunderts in der Medizin auslöste, das Interesse nur auf fremde Organismen und ihren Einfluss richtete, kaum aber jemand nach den Folgen der eigenen Mikrobiota im Körper fragte.

Doch das ändert sich gerade rasant: In den USA hat das National Institute of Mental Health in Bethesda große Pilotstudien angestoßen, um das Wissen über die Darm-Hirn-Achse zu pushen. Das Office of Naval Research in Arlington will in den kommenden Jahren Millionen Dollar in Projekte stecken, die den Einfluss des Darms auf kognitive Funktionen und Stress aufklären. Und auch in Europa ist das Forschungsfieber entbrannt: Millionen Euro investiert die EU in das Projekt MyNewGut – dessen Ziel ist es, Erkrankungen des Gehirns aufzuklären.

Im Jahr 2000 wurde das öffentliche Trinkwassersystem von Walkerton in Ontario von einer Flutwelle überspült: Mehr als 2300 Einwohner erlitten in der Folge schwere Magen-Darm-Infektionen durch Erreger wie Escherichia coli und Campylobacter jejuni. Viele der Betroffenen entwickelten nach Abklingen der akuten Erkrankung anschließend ein chronisches Reizdarmsyndrom. Forscher der McMaster University in Hamilton verfolgten die Befindlichkeit der Bürger von Walkerton über acht Jahre und stellten eine klare Verbindung zwischen Ängstlichkeit beziehungsweise Depression und dem aufgetretenen Reizdarmsyndrom fest. Doch was war zuerst? Die sensible Psyche, die für Reizdarm empfänglich machte, oder die Infektion, die sich auf die Stimmung auswirkte?

Zu den Erregern, die – noch Jahre später – das Reizdarm-Syndrom auslösen, gehören Campylobacter, E. coli, Salmonellen und Shigellen. Diese Bakterien produzieren das sogenannte CdT-Toxin (Cytolethal distending Toxin), was das Immunsystem auf den Plan ruft. Dabei kommt es zu Motilitätsstörungen und anderen Reizdarmsymptomen. Der Parasit Giardia lambdia (ein Geißeltierchen, das in warmen Regionen der Welt in kontaminiertem Oberflächenwasser lebt) produziert zwar kein CdT, aber die Parasiten zerstören den Schutzfilm, den Bakteriengemeinschaften um sich herum bilden. Dadurch verändern sie wichtige Eigenschaften der normalen Mikrobiota. Bis dahin nützliche Keime der Mikrobiota können zu sogenannten Pathobionten mutieren – als »Zombiebakterien« richten sie dann zum Teil massive Schäden an. Der Verlust des Schutzfilmes geht auch einher mit einem Ausschwemmen der Bakterien in andere Regionen, zum Beispiel den Dünndarm, wo sie eigentlich nichts zu suchen haben. Auch Antibiotika verändern die Zusammensetzung der Mikrobiota massiv – ob sich dadurch aber Pathobiota entwickeln, ist noch unklar.

Veränderungen in der Mikrobiota im Darm können also vielerlei Auswirkungen haben – und sich über die Darm-Hirn-Achse sogar im Kopf bemerkbar machen. Ein Tiermodell liefert erste Hinweise darauf. Als in einem Versuch Mikrobiota zwischen verschiedenen Mäusestämmen hin- und hertransferiert wurden, zeigte sich, dass schüchterne Tiere mutiger wurden, wenn sie Mikrobiota von mutigen Artgenossen erhielten. Und sogar zwischen den Spezies können Merkmale und Krankheitssymptome übertragen werden. So werden Ratten schmerzempfindlicher, wenn sie Stuhl von menschlichen Reizdarm-Patienten erhalten.

Der Immunologe Sven Pettersson und die Neurowissenschaftlerin Rochellys Diaz Heijtz vom Karolinska-Institut in Stockholm zeigten 2013, dass unter Laborbedingungen gehaltene keimfrei gezüchtete Mäuse weniger ängstlich waren als Mäuse mit normalen Mikroorganismen. Das änderte sich auch dann nicht, als die »sterilen« Mäuse in eine normale Umgebung wechselten. Erst ihre Nachkommen entwickelten ein normales Verhalten. Daraus schlossen die Forscher, dass die Mikrobiota vor allem die Entwicklung des Gehirns beeinflusst. Bei den keimfreien Mäusen stellten sie im Gehirn eine höhere Botenstoff-Aktivität fest, unter anderem von Serotonin. Im Plasma der männlichen Tiere gab es auch mehr Tryptophan, weil es nicht von Bakterien abgebaut werden konnte.

Schlüsselsubstanz Serotonin

Wenn es um das Bauchhirn und die Darm-Hirn-Achse geht, steht der Botenstoff Serotonin ganz oben auf der Liste der Player, er ist eine entscheidende Schlüsselsubstanz. Sie reguliert schon lange Leben auf diesem Planeten: Selbst ganz einfache Einzeller wie Amöben produzieren sie. Serotonin reguliert ganz unterschiedliche Vorgänge: Es hilft Nervensignale zu übertragen und beeinflusst den Tonus der Blutgefäße. Es ist wichtig für Konzentration und Gedächtnisleistung und spielt eine wichtige Rolle im Schlaf-Wach-Rhythmus. Und es moduliert die Stimmung – zumindest der Anteil Serotonin, der sich im Gehirn befindet. Dort nämlich wird der Botenstoff unter anderem in den Raphe-Kernen des Hirnstamms produziert – mit Hilfe eines weiteren Enzyms, dem TPH2. Dies scheint eine weitere Verbindung zum Darm herzustellen: Wenn man bei »Knock-out«-Mäusen die Anlage für dieses Enzym ausschaltet, bilden Nerven des Bauchhirns kein Serotonin mehr und die Tiere bekommen Symptome wie eine beschleunigte Magenentleerung oder eine verringerte Darmmotorik. Sie weisen weniger Nervenzellen im Darm auf und sterben früh.

Serotonin ist nicht nur als Botenstoff für die Kommunikation zwischen Zellen wichtig, sondern hat auch einen Einfluss auf Zellwachstum. Dies gilt für neuronales Serotonin, das sowohl die Vermehrung der Schleimhautzellen als auch die Entwicklung der Nervenzellen des Bauchhirns fördert.

Je nachdem, wo und von wem Serotonin ausgeschüttet wird, wirkt es entzündungsfördernd oder -hemmend – kann also »Schwert oder Schutzschild« sein. Serotonin aus enterochromaffinen Zellen wirkt entzündungsfördernd, da Serotonin Immunzellen in direkter Umgebung aktiviert. Allerdings wirkt neuronales Serotonin entzündungshemmend, sehr wahrscheinlich um die Nerven bei entzündlichen Prozessen vor Schädigung zu schützen.

Der Serotoningehalt im Gehirn und im Blut hat auch Einfluss auf das Verhalten. Zumindest bei Makaken wurde das beobachtet: Deren dominante Männchen haben doppelt so hohe Konzentrationen von Serotonin im Blut als die ihnen in der Rangordnung untergeordneten. Kämpft sich ein Tier von unten in der Rangordnung nach oben, steigt auch sein Serotonin-Spiegel. Solche Veränderungen werden nur für männliche

Tiere beobachtet. Erste Verhaltensstudien bei Menschen beziehen nun auch bereits das Mikrobiom ein.

Und auch die Stimmung wird beeinflusst: Psychisch kranke Menschen haben häufig einen geringeren Anteil an Serotonin im Gehirn. Depressionen werden deshalb mit Medikamenten behandelt, die versuchen, den Abbau des Neurotransmitters im normalen Botenstoffkreislauf zu bremsen. Sie blockieren die Synapsen, die das Serotonin normalerweise wieder aufnehmen, dadurch bleibt es länger in der Gewebsflüssigkeit des Gehirns (SSRI = Selective Serotonin Reuptake Inhibitors). Übrigens: Kokain hat einen ähnlichen stimulierenden Wirkmechanismus. Und auch Hypnotika, Beruhigungsmittel, Antibrechmittel, Appetitzügler und Migränemittel wirken über eine Veränderung des Serotoninspiegels.

Die Schokoladen-Lüge

Das alles zeigt, wie wichtig der Serotoninhaushalt im Gehirn ist. Aber kann der Botenstoff auch vom Darm dorthin gelangen? Das Gehirn schützt seine empfindsamen Nervenzellen durch eine Barriere aus Endothelzellen, die zwar Nährstoffe aus dem Blut passieren lassen, aber Botenstoffe und andere Substanzen wie auch Krankheitserreger abweisen. Eigentlich ist diese Blut-Hirn-Schranke explizit dafür da, Neurohormone wie das Serotonin *nicht* in das Gehirn eindringen zu lassen, weil das diese sensible Steuerzentrale völlig aus dem Gleichgewicht bringen könnte.

Trotzdem ist in der Öffentlichkeit der Eindruck entstanden, dass bestimmte Nahrungsmittel (wie etwa Schokolade) glücklich machen können. Nur – so stimmt das nicht. Wir müssen die Sache leider etwas komplizierter machen: L-Tryptophan ist eine Aminosäure, die in Käse, Nüssen, Soja und Hülsenfrüchten steckt, aber auch in Kakao und Milch. Daraus war die stark verkürzte Aussage entstanden, dass Schokolade »glücklich« macht – weil Tryptophan im menschlichen Körper zu Serotonin umgebaut wird. Dies geschieht in den Drüsenzellen der Darmschleimhaut, aber auch in Nervenzellen in Bauch und Kopf. Aber: Selbst in dunkler Schokolade mit einem hohen Kakao-Anteil findet sich so wenig Tryptophan, dass eine stimmungsaufhellende Wirkung erst ab einer täglichen Dosis von 250 kg (!) Schokolade zu erwarten ist, vorausgesetzt, die daraus resultierenden drei Gramm Tryptophan werden tatsächlich im Darm aufgenommen und vollständig an das Kopfhirn geliefert. Fazit: Das Serotonin im Darm hat nichts mit Stimmungsaufhellung zu tun, und wenn Schokolade glücklich macht, dann nicht wegen seines Tryptophan-Gehaltes, aus dem Serotonin wird.

Im Darm ist Serotonin für die Aufrechterhaltung normaler Magen-Darm-Funktionen wichtig (Bild 12). Darüber hinaus aktiviert es Nerven der Darm-Hirn-Achse, die Signale im Gehirn auslösen. Wenn das Serotonin aus dem Darm Einfluss auf die Stimmung haben sollte, kann das nur auf diesem Wege, über die Darm-Hirn-Achse, vermittelt werden.

Nicht nur der menschliche Organismus braucht Tryptophan, sondern auch ein Teil unserer Untermieter. Manche Darmbakterien bringen die enterochromaffinen Zellen dazu, verstärkt Serotonin zu produzieren. Oder sie synthetisieren diesen Botenstoff gleich selbst: Das tun zum Beispiel Bacteroides fragilis. Das Serotonin aus dem Bauchhirn scheint mit dem im Kopfhirn in einer regulativen Beziehung zu stehen – kann aber nicht Mangelzustände im Gehirn direkt kompensieren. Erhöhte Serotoninkonzentrationen im Darm verstärken jedoch Signale entlang der Darm-Hirn-Achse, was auch die zentrale Nervensteuerung beeinflusst.

Der irische Neurowissenschaftler John Cryan von der Universität Cork konnte im Tiermodell zeigen, dass die Mikrobiota während der Hirnentwicklung den Aufbau der Myelinscheiden beeinflusst, welche die Nervenfasern im Gehirn umhüllen und für die Signalweiterleitung wichtig sind. Studien wie diese verdichten die Hinweise darauf, dass Nervenerkrankungen von Bakterien im Darm mitbeeinflusst werden.

(Un-)Heimliche Verbindungen?

Das Kopf- und Bauchhirn ähneln einander nicht nur strukturell und funktionell. Sie nutzen auch identische Botenstoffe. Es überrascht daher nicht, dass bei immer mehr Störungen, die bisher allein als Hirnschädigungen angesehen wurden, nun auch das enterische Nervensystem in den Fokus rückt – und die Frage, ob sie nicht im Kopf, sondern im Darm ihren Anfang nehmen:

- Transmissible Spongiforme Enzephalopathie (TSE) bezeichnet verschiedene übertragbare schwammartige Hirnerkrankungen, die durch Prionen hervorgerufen werden. Prionen sind Proteine, deren Faltung sich unter krankhaften Bedingungen ändert. Die für den Menschen gefährlichen Ausprägungen sind: Creutzfeldt-Jakob-Krankheit (CJK), das Gerstmann-Sträussler-Scheinker-Syndrom, Kuru und die tödliche familiäre Schlaflosigkeit.
- Das normale zelluläre Prionprotein (PrP^C) schützt die Nervenzelle vor Radikalen. Durch einen Zufall, genetisch

bedingt oder durch eine Infektion, kommt es plötzlich zu einer Fehlfaltung (es entsteht das PrP^{SC}), die in einer Kettenreaktion zu Ablagerungen in den Nervenzellen führt und diese absterben lässt. Beide Prionproteine kommen ebenfalls im Bauchhirn vor. Über die Darm-Hirn-Achse gelangen auch die Prionen der bovinen spongiformen Enzephalopathie (BSE oder auch Rinderwahnsinn) ins Gehirn. Deshalb sollen weder Gehirn noch Därme kranker Tiere verzehrt werden.

- Autismus Spektrum Störungen (ASS) führen bei den Betroffenen zu Defiziten sozialer Interaktion und Kommunikationsfähigkeiten. Ähnlich wie beim Reizdarmsyndrom führen viele Faktoren und Mechanismen zu ASS. Eine Form von ASS ist assoziiert mit einem Gendefekt, der unter anderem mit einer Störung der ENS-Entwicklung und als Folge davon mit einer chronischen Verstopfung einhergeht. Die bei ASS-Patienten häufig auftretenden Magen-Darm-Störungen sind also mehr als nur Begleiterkrankungen, sie sind ein wesentlicher Teil des durch diesen Gendefekt hervorgerufenen Phänotyps. Ein Drittel der ASS-Patienten hat einen erhöhten Serotoninspiegel im Blut, da eine Genmutation die Aufnahme in die Blutplättchen verändert. Das Serotonin kommt hierbei aus dem Darm, in dem die gleichen Transporter wie in den Blutplättchen existieren. Forscher am Caltech-Institut in Pasadena untersuchten in einem Tiermodell die Auswirkung einer probiotischen Behandlung auf Verhalten, das auch bei Autismus-Patienten auftritt. Und tatsächlich verbesserte die Gabe von Bacteroides fragilis einen Teil der Verhaltensauffälligkeiten, wahrscheinlich durch eine Stärkung der Magen-Darm-Barriere und damit einen besseren

Schutz vor Toxinen. Während dieser Behandlung normalisierte sich auch der 4-Ethylphenylsulfat-Blutspiegel, einem Produkt von Darmbakterien. Gibt man normalen Mäusen 4-Ethylphenylsulfat, so entwickeln sie zum Teil dieselben Verhaltensstörungen. Eine ähnliche Substanz findet sich auch im Blut von Patienten.

- Parkinson ist eine neurodegenerative Erkrankung, bei der Dopamin bildende Nervenzellen im Gehirn sterben. Als Folge kommt es zu Bewegungsstörungen der Skelettmuskulatur. Solche dopaminergen Nerven gibt es auch im Bauchhirn, sie sind an der Regulation der Darmbewegungen beteiligt. Vor über dreißig Jahren entdeckten Wissenschaftler bereits, dass im Nervengeflecht des Bauchhirns bei Parkinson-Patienten dopaminerge Nervenzellen geschädigt waren. Für Parkinson typisch sind die Lewy-Körper, die überwiegend aus Zusammenballungen von alpha-Synuclein bestehen – einem Protein, das unter anderem die Ausschüttung von Dopamin reguliert. Diese Aggregate finden sich auch im ENS, zum Teil lange bevor es zu dem auffälligen Muskeltremor als Symptom der Erkrankung kommt. Diese Patienten leiden alle sehr früh unter chronischer Verstopfung. Der Nachweis dieser Lewy-Körper im Rahmen von Routinebiopsien (etwa bei der Darmkrebsvorsorge) erlaubt Prognosen über das Parkinson-Risiko. Der Neuroanatom Heiko Braak fand heraus, dass die Lewy-Körper im Gehirn zunächst in den Regionen auftreten, zu denen Nerven der Darm-Hirn-Achse leiten. Deshalb gehen Wissenschaftler inzwischen davon aus, dass Parkinson im Bauch entsteht – als möglicher Auslöser sind Pestizide in der Diskussion – und über die Darm-Hirn-Achse ins Gehirn »einwandert«. Der Vagusnerv scheint dabei eine wichtige Rolle zu spielen.

Seine Durchtrennung (aus anderen therapeutischen Gründen) erwies sich in einer Studie an 14 000 Patienten als schützend: Sie entwickelten seltener Parkinson.

- Alzheimer führt zu Gedächtnisverlust. Verantwortlich dafür sind wahrscheinlich senile Plaques im Gehirn, Ablagerungen vom Beta-Amyloid-Peptid und Tau-Protein. Beide kommen auch in Nervenzellen des Bauchhirns vor. In Tiermodellen konnten auch im Bauchhirn Plaques hervorgerufen werden, verbunden mit einem Verlust von Nervenzellen, Motilitätsstörungen und einer erhöhten Anfälligkeit für Darmentzündungen. Möglicherweise spielt dabei Oligophrenin 1 eine Rolle. Es ist ein Protein, das Wissenschaftler zuerst im Gehirn entdeckt haben. Es hat dort eine wichtige Funktion bei der Entwicklung von Nervenzellen – und insbesondere deren Fortsätze. Das Protein ermöglicht den Nervenzellen höhere Funktionen, zu denen auch Lernen und Gedächtnis gehören. Auch enterische Nervenzellen besitzen Oligophrenin 1. Mutationen des Proteins führen zu geistigen Behinderungen. Es ist ein interessantes Phänomen, dass fast 70 Prozent dieser Patienten auch an massiver Verstopfung leiden. Beeinflussung von Magen-Darm-Funktionen bei klassischen Gehirn-Krankheiten ist nicht selten. Hier scheint die Ähnlichkeit zwischen Kopf- und Darmhirn eher fatale Folgen zu haben. Je nach Studie haben zwischen 9 und 90 Prozent aller Patienten mit Autismus Spektrum Störung Motilitätsstörungen, die sich als Durchfall oder Verstopfung äußern können.
- Amyotrophe Lateralsklerose (ALS) rührt von einer fortschreitenden Degeneration der für Skelettmuskelaktivität verantwortlichen Nervenzellen her. Auch hier wurden in

Tiermodellen ähnliche Veränderungen im Bauchhirn gezeigt. Ähnlich wie bei Alzheimer warten wir aber noch auf die Übertragbarkeit der Befunde auf den Menschen.

- Auch virale Erkrankungen, die auf den ersten Blick nichts mit dem Darm zu tun haben, nutzen den Darm als Eintrittspforte oder persistieren in enterischen Nerven. Zum Beispiel der Varizella-Zoster-Virus, ein Herpesvirus, das Windpocken und Gürtelrose verursacht. Der Erstkontakt bei gesunden Kindern führt zu einer eher harmlosen Erkrankung und einer lebenslangen Immunität. Allerdings verbleibt das Virus im Körper und schlummert in Nervenzellen. Nach jahrelanger Ruhephase kann es sich durch verschiedene Auslöser, meist eine Immunschwäche, wieder vermehren. In der Folge kann es zu einer Gürtelrose oder Bläschenbildung der Haut kommen. Das Varizella-Zoster-Virus »versteckt« sich auch in enterischen Nervenzellen. Eine Reaktivierung im Darm kann zu massiven Darmstörungen, insbesondere schweren Verstopfung führen. Weil dabei nicht immer die typischen Hautbläschen auftreten, wird bei solchen Störungen oft nicht an einen Virus gedacht. Inzwischen wird darüber diskutiert, ob bei massiven Funktionsstörungen des Darms ein Screening auf Varizella-Zoster-Virus sinnvoll wäre. Varizella-Zoster-Virus-Gene lassen sich im Speichel nachweisen.

6. Viele Fragen – und des Rätsels Lösung

Viele Fragen, so denken wir, könnten sich klären, wenn wir dem Bauchgehirn die Wichtigkeit zumessen würden, die ihm zusteht. Natürlich werden wir uns nie im selben Maße mit ihm identifizieren wie mit unserem Kopfgehirn und dem, was Menschen letztlich ausmacht, ihrem Bewusstsein. Und doch ist das Bauchhirn eine zentrale Kommunikationsstruktur, ohne die wir nicht leben könnten. Ohne Bewusstsein könnte der Mensch existieren. Nicht aber ohne Verdauung.

Essen bedeutet nicht nur Hunger oder Genuss. Essen ist die Verbindung zur Welt. Das Bauchhirn hat seinen Sitz mitten in unserem Körper, dort, wo sich das Außen (die Nahrung) mit dem Innen (dem Stoffwechsel) trifft. Nahrungsaufnahme – das mag banal klingen, doch dahinter verbirgt sich mehr als nur das Verwerten von Inhaltsstoffen. In den Bewegungsmustern des Verdauungstraktes, die vom Bauchhirn unterhalten werden, steckt ein Uhrwerk raffinierter Präzision. Seine zentrale Rolle wird erst dann bewusst, wenn es außer Takt gerät – und mit ihm viele Funktionen des Stoffwechsels, des Immunsystems und des Nervensystems, im Bauch wie im Kopf.

Reizdarm-Patienten können ein Lied davon singen. Über viele Jahre wurden sie in der Medizin mehr oder weniger abgestempelt – als eingebildete Kranke. Heute zeigt die Forschung, dass sie wirklich ein nervliches Problem haben, aber ein ganz konkretes: Sie verarbeiten Informationen im Gehirn anders. Deshalb können viele unterschiedliche Störungen zu denselben unangenehmen, schmerzhaften und wiederkehrenden Symptomen führen – denn der Darm, so stellt sich heraus, hat eine Art Schmerzgedächtnis, wie auch das Gehirn.

Das Bauchhirn verfügt über dieselben Strukturen, dieselben Botenstoffe wie das Gehirn. Es lernt, es lässt sich konditionieren, es »erinnert« sich – wenn wir diese Mechanismen besser verstehen würden, könnten wir mit ihm kommunizieren und manche Fehlsteuerungen korrigieren.

Symptome wie Schmerz, ständiges Aufstoßen, Sodbrennen oder Verstopfung können in sich sehr unterschiedliche Ursachen haben, sie werden aber meistens gleich behandelt und häufig leider mit bescheidenem Erfolg. Das liegt daran, dass ihre eigentliche Ursache nicht in einer Infektion oder Stress, in zu viel Säure oder falschem Essen liegt. Sie liegt in einer Kommunikationsstörung in einem komplexen Nervensystem – das sich vom Gehirn nichts sagen lässt oder nur sehr wenig. Weil die Medizin wenig über dieses Geflecht weiß, werden solche Probleme nicht immer richtig behandelt – wenn zum Beispiel bei Durchfall Medikamente verabreicht werden, die den Darm ruhigstellen. Dabei rauscht der Darminhalt in vielen Fällen gerade deshalb durch, weil der Darm seine Tätigkeit stark reduziert hat – und ihn nicht mehr im Takt durchknetet und weiterverarbeitet. Die Strategie müsste also eher sein, ihn wieder zu aktivieren.

Und was ist mit den neurogenerativen Erkrankungen des Gehirns, die der Wissenschaft immer noch viele Rätsel aufgeben? Neueste Forschungen legen den Verdacht nahe, dass zumindest einige von ihnen nicht im Kopf-, sondern im Bauchhirn beginnen – vielleicht als Fehlfaltung von Proteinen, wie sie beim »Rinderwahn« vorliegt, die dann über den Vagusnerv in das Gehirn und Rückenmark einwandern.

Die Entschlüsselung des Mikrobioms, die durch moderne Sequenzierungstechnologien erst seit einigen Jahren stattfinden kann, bringt einen weiteren »Player« ins Spiel: die Welt der Bakterien. Der Kosmos in unserem Bauch reagiert ähnlich sensibel wie die Nervenfasern auf jede Änderung seines Umfeldes: Nahrungsmittel, Medikamente, fremde Bakterien, Allergene, Stress – all das verändert das Biotop der Mikroorganismen und dadurch seine Bewohner. Dabei geht es nicht nur um die Zusammensetzung der Bakterien, die unterschiedliche Rollen bei der Verarbeitung der Nahrung einnehmen. Es geht auch um ihre Stoffwechselprodukte, häufig gasförmig, die auf die Nerven des Bauchhirns einwirken und Signale auslösen, die möglicherweise bis ins Gehirn reichen.

Viel muss noch erforscht werden: Welchen Einfluss hat das Mikrobiom auf das Verhalten? Tierstudien zeigen, dass Mäuse, die künstlich keimfrei erzeugt und aufgezogen wurden, weniger ängstlich sind, ja, fast tollkühn. Erhärtet das die These, dass bestimmte Nahrungsmittel aggressiv machen?

Bis vor Kurzem hat man noch geglaubt, Säuglinge wachsen im Mutterleib keimfrei auf und werden erst bei der Geburt mit guten wie bösen Bakterien konfrontiert, die dann helfen das Immunsystem zu entwickeln. Inzwischen wissen wir, dass auch die Gebärmutter eine Mikrobiota hat, Immunität sich also viel früher entwickeln kann.

Säuglinge und ihre Dreimonats-Koliken: Wird hier quasi das Muster für einen späteren Reizdarm erlernt? Das menschliche Gehirn entwickelt sich noch Jahre nach der Geburt rasant weiter und ist in dieser Phase besonders empfindsam für Einflüsse: Liegt im Darm eine Wurzel für Störungen wie das ADHS? Oder sind es Antibiotika-Behandlungen in früher Kindheit, oder Impfungen zum falschen Zeitpunkt?

Welche Wirkung hat ein Stuhltransfer? In Fällen hartnäckiger schwerer Darminfektionen kann er eine wertvolle Therapie darstellen – doch wieso macht der Stuhl übergewichtiger Töchter ihre schlanken Mütter dick? Und was unterscheidet einen »guten« Spenderstuhl von einem weniger guten?

Eng miteinander verbundene Menschen tauschen, ohne das besonders wahrzunehmen, ihre Bakterien aus – mit welchen Folgen? Hängt die Gesundheit in Familien, hängt die Mentalität in Völkern, ihr kollektives Wohlbefinden auch von den Bakterien ab, die ihre Mitglieder teilen? Welche Wirkung hat die Nahrung darauf? Zwar können wir das »Glückshormon« Serotonin und seine Vorläufersubstanzen nicht unmittelbar ins Gehirn bringen, indem wir zum Beispiel Schokolade essen. Das ist ein Mythos. Aber über die Tätigkeit der Bakterien und eine Kaskade von Botenstoffen können wir auf das Gehirn und seine Stimmungen einwirken. Wir wissen allerdings noch viel zu wenig darüber.

Nicht nur der Darm kennt Bakterien, auch im Mund leben mehrere hundert Spezies, wie auch auf der Haut oder in der Lunge. Welche Rolle spielen diese, wenn sie die Säurebarriere des Magens überwinden können und in den Magen-Darm-Trakt gelangen? Warum hat der Darm Geschmacksrezeptoren wie unsere Zunge? Lassen sich daraus Diäten für bestimmte Krankheiten entwickeln? Ist Veganismus schädlich oder gesund? Was ist mit Fasten, freiwilliger wie erzwungener Nahrungskarenz?

Wenn das Bauchhirn Neues lernen und Altes vergessen kann, wie sichert es sich ab gegen Reizüberflutung, aber auch Demenz? Könnte man Stammzellen aus dem Bauchhirn gewinnen und transplantieren, zum Beispiel zur Behandlung von Parkinson, autolog, also für sich selbst, oder als Spenden für andere?

Viele Fragen und wenige Antworten. Das liegt daran, dass die klinische Neurogastroenterologie zwischen den (Lehr-)

Stühlen der Inneren Medizin und der Nervenärzte sitzt, ein Querschnittsfach ist, das nur in interdisziplinärer Zusammenarbeit wachsen kann. In deutschen Kliniken gibt es tatsächlich keinen einzigen Lehrstuhl dafür, deshalb auch wenig wissenschaftlichen Nachwuchs, keine Forschungsstruktur. Seit mehreren hundert Jahren ist dieses Fach nur durch Einzelgänger oder, in unserem Fall, durch wenige kleine interdisziplinäre Teams vorangebracht worden, solchen wie uns. Wie könnten wir das ändern?

Das Bauchhirn ist zentral für unsere Existenz. Nerven integrieren – sie sind mehr als nur Sender und Empfänger, denn sie bilden Strukturen und verkörpern so eine eigene Intelligenz. Das Bauchhirn hat über die Darm-Hirn-Achse Einfluss auf Emotionen, Hunger und Sättigungsgefühl, ja selbst unsere Erinnerung. Es besser zu verstehen, bedeutet Einfluss darauf nehmen zu können.

Das komplexe Innenleben des Bauchhirns zu verstehen erfordert eine Sicht aus mehreren Perspektiven. Wir drei, das ist vielleicht an der einen oder anderen Stelle dieses Buches deutlich geworden, haben sehr unterschiedliche Blickwinkel. Wir sind wie die blinden Mönche in dem berühmten Gleichnis über die Wahrheit: Einen Elefanten fühlt der eine, der das Bein abtastet, als Säule. Ein anderer, der den Schwanz in die Hände bekommt, sagt, das müsse ein Seil sein. Der das Ohr befühlt, stellt sich den Elefanten als Handfächer vor, und der, der den Stoßzahn ergreift, versteht sein Gegenüber als solide Röhre.

Michael, der Humanbiologe, ist Grundlagenforscher, der sehr detailliert viele Dinge untersucht, von denen er heute noch nicht weiß, ob sie der Medizin nützen. Trotzdem bringt er mit jedem Ergebnis etwas mehr Licht in das Innere des Menschen.

Ihn interessieren die Autonomie des Bauchhirns und die Frage, was es mit dem zentralen Nervensystem teilt beziehungsweise was es davon unterscheidet. Er will verstehen, welche Rolle die Nerven bei der Verdauung und für die Darmgesundheit spielen – und er hofft, dass dieses Puzzlespiel sich immer wieder zu Bildern zusammenfügt, die nicht nur wissenschaftlich, sondern auch klinisch, also in der Behandlung von Patienten, Fortschritte bringen.

Paul, der Psychologe, will vor allem verstehen, welches Wechselspiel zwischen Kopf und Bauch stattfindet: Was lässt sich von dem, was wir als Lernen, Erinnern, Vergessen bezeichnen können, auf das Bauchhirn übertragen? Kann das Gehirn Einfluss nehmen – auf welche Weise und wann? Und lassen sich dadurch Krankheiten verhindern?

Thomas, der Arzt, muss in unserer Runde öfters »einstecken« – »Du bist ja nur der Kliniker«, frotzelt dann die Wissenschaft von der anderen Seite des Tisches. Doch Thomas ist der, der am dichtesten an der Realität der Patienten dran ist und fortlaufend erlebt, wie schwer es ist, Erkenntnisse der Forschung in die Praxis umzusetzen. Immer wieder hat er festgestellt, wie häufig sich Ergebnisse aus Tierversuchen, mögen sie noch so plausibel sein, nicht auf den Menschen übertragen lassen. Als spezialisiertem Neurogastroenterologen wird ihm aber auch täglich bestätigt, wie viel mehr man für die Patienten tun könnte, wenn in seinem Fach mehr Wissen über die Bedeutung der Nerven vorhanden wäre. Viele Krankheiten des Verdauungstraktes zeigen sich ihm, der das Bauchhirn immer im Hinterkopf hat, von einer ganz neuen Seite – und das erlaubt ihm, neue Wege bei Diagnose und Behandlung zu gehen.

Wir glauben deshalb, dass die Neurogastroenterologie heute zu einem der spannendsten Forschungsgegenstände der Medizin gehört, der noch ganz andere Bereiche als die Verdauung berührt – nämlich Immunologie, Genetik, Psychologie und Neurologie. Es wird Zeit, dass Medizin und Biologie das Bauchhirn entdecken, dem »Darm mit Charme« die wissenschaftliche Ernsthaftigkeit geben, die er verdient, und die nötige Anerkennung. Wir brauchen mehr Zwerge, die auf den Schultern der Riesen reiten, Menschen, die quer zur etablierten Forschungslandschaft Fragen stellen, Wissen austauschen, neue Methoden entwickeln und Therapien.

Wir sind überzeugt, dass die Erforschung des Bauchhirns die Medizin weiterbringen und in vielen Fällen »des Rätsels Lösung« sein wird.